Navaz Habib

Aktivieren Sie Ihren Vagusnerv

Navaz Habib

AKTIVIEREN SIE IHREN VAGUSNERV

So stärken Sie Ihren Selbstheilungsnerv bei Darmproblemen, Entzündungen, Autoimmunerkrankungen, Ängsten, Depressionen und innerer Unruhe

VAK Verlags GmbH
Kirchzarten bei Freiburg

Titel der amerikanischen Originalausgabe:
Activate Your Vagus Nerve

ISBN 978-1-61243-874-0
Published in the United States by Ulysses Press

Aus Gründen der besseren Lesbarkeit wurde im Text die männliche Form gewählt; alle Angaben beziehen sich selbstverständlich auf Angehörige aller Geschlechter.

Bibliografische Information der Deutschen Nationalbibliothek
Die Deutsche Nationalbibliothek verzeichnet diese Publikation in der Deutschen Nationalbibliografie; detaillierte bibliografische Daten sind im Internet über http://dnb.d-nb.de abrufbar.

VAK Verlags GmbH
Eschbachstraße 5
79199 Kirchzarten
Deutschland
www.vakverlag.de

5. Auflage 2023

Übersetzung: Rotraud Oechsler
Lektorat: Nadine Britsch
Illustrationen: Ankita
Layout & Satz: Ulrich Schmid, de·te·pe, Aalen
Umschlag: Kathrin Steigerwald, Hamburg
Druck: Friedrich Pustet GmbH & Co. KG, Regensburg
Printed in Germany
ISBN 978-3-86731-226-4 (Printausgabe)
ISBN 978-3-95484-378-7 (ePub)
ISBN 978-3-95484-380-0 (PDF)

INHALT

TEIL 3
AKTIVIEREN SIE IHREN VAGUSNERV

ANHANG

Hinweise des Verlags

Dieses Buch dient der Information über Möglichkeiten der Gesundheitsvorsorge. Wer diese Informationen anwendet, tut dies in eigener Verantwortung. Autor und Verlag beabsichtigen nicht, Diagnosen zu stellen oder Therapieempfehlungen zu geben. Die vorgestellten Vorgehensweisen sind nicht als Ersatz für professionelle Behandlung bei ernsthaften Beschwerden zu verstehen.

VORWORT

Ich trage ein Mantra in meinem Herzen: Das Beste haben wir noch vor uns. Diese Aussage trifft ganz besonders auf dieses erstaunliche Buch zu, ein Buch, das Ihnen ein Geschenk erschließt, mit dem Sie im Augenblick Ihrer Zeugung bedacht wurden – strahlende Gesundheit.

Ich kann nur darüber staunen, wie großartig der menschliche Körper ist. Das Universum hat hier wirklich Außerordentliches geleistet. Im Zentrum all dessen befindet sich Ihre kosmische Schnittstelle, das Nervensystem. Es ermöglicht uns, mit der uns umgebenden wunderbaren Welt zusammenzuwirken sowie gesund und innerlich ausgeglichen zu bleiben. Diesen Schatz müssen wir in Ehren halten und uns zunutze machen, um unser Leben bestmöglich zu gestalten. Das Gehirn verbindet und steuert unsere Körperfunktionen über das Rückenmark, die peripheren Nerven und eine hervorragende „Datenautobahn", den sogenannten Vagusnerv.

Es ist eine beachtliche Leistung, die Funktion von mehr als 60 Billionen Zellen an 365 Tagen rund um die Uhr zu steuern, doch irgendwie geschieht das genau jetzt, in diesem Augenblick. Millionen von Signalen nehmen ihren Weg zum Gehirn und von ihm aus zu allen Organen und Systemen im Körper; sie halten diese Systeme und Ihr Leben im Gleichgewicht. Sie sorgen dafür, dass Sie atmen, verdauen, sich erholen, sie sorgen für Reparaturarbeiten, für die Zellreplikation und für die Regulierung. Und all das ist dem Vagusnerv zu verdanken.

Während wir die Geheimnisse des Universums über uns und des Universums in uns selbst entschlüsseln, können wir uns dem beständigen Staunen über das menschliche Potenzial kaum entziehen. Daher freue ich mich sehr darüber, dass Sie dieses Buch lesen wollen. *Aktivieren Sie Ihren Vagusnerv* wird Sie sicherlich dem Ziel näherbringen, Ihr Potenzial freizusetzen, damit Sie bestmöglich leben können!

Navaz Habib vermittelt Ihnen, wie Sie mithilfe Ihrer Selbstheilungskräfte ein dynamisches Leben führen können. Wenn Sie dieses Wissen beim Lesen direkt anwenden, werden Sie feststellen, welche kraftvollen Fähigkeiten Sie besitzen.

Gesundheit im Überfluss ist nicht selbstverständlich, wir müssen selbst dafür sorgen! *Aktivieren Sie Ihren Vagusnerv* zeigt Ihnen genau, wie das auf leicht umsetzbare und messbare Weise geht, doch lassen Sie sich von der Einfachheit der Übungen nicht täuschen. Leonardo da Vinci drückte es so aus: „Einfachheit ist das größte Zeichen von Raffinesse." Ich kann Ihnen versichern, es gibt nichts Raffinierteres als Ihren Körper – und nichts ist einfacher, als sich darum zu kümmern. Ist es nicht das, wonach wir alle streben?

Die Vorstellung, dass wir uns der Komplexität des Körpers anpassen müssen, um ihn zu heilen, ist nicht nur falsch, sondern unrealistisch. Wir alle sind Zeugen, dass dieses Paradigma bei unserem allopathischen Gesundheitsmodell versagt. Bruce Lipton, der Autor von The Biology of Belief (nur in englischer Sprache erhältlich), nennt das einen „kosmischen Scherz". Eine wahre Lösung für gesundheitliche Probleme muss einfach sein ... so verlangen es die kosmischen Gesetze.

Auf den folgenden Seiten finden Sie machtvolle Informationen, die Ihr Leben verändern, Informationen, die Sie sofort nutzen und mit anderen teilen können. Ich verrate Ihnen jetzt ein kleines Geheimnis: Wenn Patienten ins Living Proof Institute kommen (eine Poliklinik für funktionelle Medizin), ist unser Hauptanliegen, mit den Informationen zu arbeiten, die Sie in diesem Buch finden, und dafür zu sorgen, dass ihr Vagusnerv beidseitig wieder richtig arbeitet, denn dann wirkt alles, was wir sonst noch tun, hundertmal besser! Wir nennen dieses Konzept „autonome Kopplung". Bei Patienten, deren Nervensystem gesund ist, verläuft der Heilungsprozess schneller und vollständiger und sie benötigen weniger Zusatzbehandlungen.

Sie werden überrascht sein, wie sehr sich Ihre Schlafqualität, die Verdauung, das Immunsystem, der Blutzuckerspiegel, die Stimmung, die Entgiftung und andere Körperfunktionen verbessern, ohne dass Sie eine einzige Tablette oder einen einzigen Tropfen einnehmen müssen. Ihr Schlüssel zu einer strahlenden Gesundheit ist nur ein paar einfache Schritte entfernt. Vertrauen sie mir, meine Kollegen und ich haben Tausenden von Menschen geholfen, indem wir ihnen zeigten, wie sie sich selbst helfen können – ohne Medikamente, ohne Tabletten und Tropfen, ohne Nebenwirkungen – und auch ohne weitere Kosten!

In Zeiten, in denen die Ausgaben im Gesundheitswesen unaufhörlich steigen, sind die in diesem Buch beschriebenen Methoden der Selbstbehandlung nicht nur kostenlos, sondern erfordern auch nur wenige Minuten Zeit am Tag. Ich weiß, das klingt fast zu schön, um wahr zu sein, doch es stimmt. Denken Sie an meine Worte!

Wie Sie erfahren werden, wird dieses Wissen seit Tausenden von Jahren bei jeder Art von östlicher Medizin angewandt. Sie wundern sich vielleicht, dass Sie von den in diesem Buch dargestellten Lösungen bislang nicht gehört haben. Der Grund mag Sie zuerst schockieren, aber er wird Ihnen schnell klar, wenn Sie beginnen, auf all die Hinweise um sich herum zu achten.

Die Grundlage des allopathischen Gesundheitsmodells ist nämlich das Paradigma, dass Ihr Körper Fehler macht, dass er sich nicht selbst regulieren kann, dass es nichts gibt, was Sie tun können. Durch die mithilfe dieses Systems (und auch durch geschickte Marketingstrategien) gesteuerte Überzeugung, dass dem tatsächlich so sei, sind Millionen Menschen dazu verleitet worden, verschreibungspflichtige Medikamente zu nehmen, die ihren erstaunlichen Körper und ihre Denkweise stören. Das führte zu explodierenden Kosten, vermehrter Abhängigkeit von Medikamenten und Misserfolgen. Der Körper des Patienten wird nicht als Partner auf dem Weg zur Heilung betrachtet, sondern lediglich als die Ursache von Krankheit. Nichts könnte weiter von der Wahrheit entfernt sein.

Im vitalistischen Gesundheitsmodell arbeiten wir mit einem völlig anderen Bezugssystem. Wir glauben, dass Sie Ihren gesamten Körper brauchen, dass sich Ihr Körper selbst regulieren kann und dass Sie nur dann gesund sein können, wenn Sie die Gesetze der Natur beachten. Wir glauben, dass Sie als Mensch ein angeborenes Heilungspotenzial haben, das stärker ist als alle uns bekannten Maßnahmen. Wie glauben, dass nichts Ihren Körper besser heilen kann als er selbst.

Und das ist das Entscheidende: Nur Sie können die auf diesen Seiten dargestellte Aufgabe übernehmen. Sie ganz allein!

Ihnen wurde dieses wunderbare Leben geschenkt, und dieses Buch wird Ihnen dabei helfen, es auch tatsächlich zu leben.

Ein Nervensystem, das gesund ist, richtig funktioniert und die korrekten Signale sendet, ist für alle, die eine wirkliche, lebenslange Gesundheit anstreben, von primärer Bedeutung. Wo immer Sie also bei Ihrer Suche nach Gesundheit stehen, ich freue mich, dass Sie das Wissen anwenden möchten, das Navaz Habib Ihnen auf den folgenden Seiten präsentiert.

Aktivieren Sie Ihren Vagusnerv, aktivieren Sie Ihr Leben!

Sachin Patel
Gründer von *The Living Proof Institute*

EINFÜHRUNG

Ganz selbstverständlich schlägt Ihr Herz 100 000 Mal am Tag. Sie machen 23 000 Atemzüge. Ihr Blut fließt dreimal pro Minute durch den Körper und Ihre Leber reinigt und entgiftet dieses Blut ununterbrochen. Die ständig wechselnde Bakterienpopulation im Darm arbeitet in Symbiose mit dem Verdauungstrakt, um Ihre Nahrung aufzuspalten und die Nährstoffe zu resorbieren, die jede Ihrer Zellen braucht, um zu funktionieren. Haben Sie sich jemals gefragt, wie als das ohne bewusste Kontrolle geschehen kann, wie all diese Systeme zusammenarbeiten?

Die Antwort ist Ihr autonomes Nervensystem. Dieses System ist ein Wunder der Evolution. Es ist der Teil des Nervensystems, der – einfach ausgedrückt – für die Kontrolle der Körperfunktionen verantwortlich ist, die nicht bewusst gesteuert werden.

Unser Körper ist so konzipiert, dass er ohne die Notwendigkeit bewusster Denkvorgänge leben und überleben kann. Im Laufe der Entwicklung des Menschen wuchs die Fähigkeit des bewussten Denkens exponentiell. Das war nur möglich, weil die zum Überleben notwendigen Systeme einer bewussten Steuerung entzogen bzw. automatisiert wurden. Unser Vorderhirn wurde größer und ermöglichte uns, zu denken, zu überlegen und uns mit unserer Umgebung zu verbinden. Währenddessen sorgte der Hirnstamm dafür, dass wir am Leben blieben und uns weiterentwickeln konnten.

Der Hirnstamm ist die dickste und am höchsten gelegen Stelle des Rückenmarks. Dort befinden sich zahlreiche Informationskontrollzentren, die sogenannten Kerne, von denen jeder einzelne für eine Reihe spezifischer Funktionen verantwortlich ist und Signale von dort sendet oder selbst welche erhält.

Manche dieser Systeme warnen uns vor inneren Stressoren sowie Risiken, die unser Überleben bedrohen. Ob es sich dabei um eine Infektion handelt, die sich im Körper auszubreiten beginnt, um belastende Gedanken in Bezug auf Aufgaben, die zu erledigen sind, oder ob ein Tiger vor uns steht – die automatischen Steuerungsfunktionen dieses Systems ermöglichen uns das Überleben. Diese Mechanismen werden durch einen Ast des autonomen Nervensystems, den sogenannten sympathischen Ast (oder der Einfachheit halber: das sympathische Nervensystem, der Sympathikus) reguliert. Das sympathische Nervensystem ist dafür bekannt, dass es die Herz- und die Atemfrequenz erhöht, die Atemtiefe senkt, den Blutstrom von der Leber und vom Verdauungstrakt weg in die Arm- und Beinmuskulatur umleitet und die Pupillen erweitert. Damit ermöglicht uns dieses System, gegen Stressoren zu kämpfen oder „die Flucht zu ergreifen“, um vor ihnen wegzulaufen, wenn sie sich zeigen. Ein aktives sympathisches Nervensystem wird auch als „Kampf-oder-Flucht“-Zustand bezeichnet.

Im Gegensatz dazu gibt es einen weiteren Ast des autonomen Nervensystems, der es uns ermöglicht, uns zu entspannen und von der Härte und den Aufgaben des Tages zu erholen. Durch ihn bleiben wir ruhig, unsere Herzfrequenz und unsere Atemfrequenz sinken, wir können tiefere und vollere Atemzüge nehmen, und das Blut wird von den Gliedmaßen zu den inneren Organen geleitet, sodass unser Körper sich beruhigen und erholen kann und wir sogar in der Lage sind, uns fortzupflanzen. Dieser Teil des autonomen Nervensystems wird parasympathischer Ast (oder der Einfachheit halber: parasympathisches Nervensystem, Parasympathikus) genannt. Ein aktives parasympathisches Nervensystem wird als Zustand des „Ruhens und Verdauens" bezeichnet.

Die Steuerungsprozesse durch das parasympathische Nervensystem laufen überwiegend über ein bestimmtes Nervenpaar im Körper ab – den Vagusnerv, der im Mittelpunkt dieses Buches steht. Er ist der einzige Nerv, der im Hirnstamm entspringt und durch den ganzen Körper zieht. Der Vagusnerv (genau genommen die Vagusnerven, denn er ist [wie jeder Hirnnerv; Anm. d. Übers.] eine paarig angelegte Struktur, das heißt jede Körperseite besitzt einen Vagus) ist verantwortlich für die regulatorische Kontrolle des Herzens, der Lunge, der Muskeln von Rachen und Atemwegen, der Leber, des Magens, der Bauchspeicheldrüse (Pankreas), der Gallenblase, der Milz, der Nieren, des Dünndarms und eines Teils des Dickdarms. Die Gesundheit wird in hohem Maße vom Grad der Funktionsfähigkeit des Vagus bestimmt; eine Funktionsstörung dieses Nervs ist eng mit Krankheit verbunden.

Früher glaubten wir, dass die grundsätzliche Aufgabe von Nerven darin bestehe, Signale rasch von einem Gebiet in ein anderes zu übertragen. Wir sind nun dabei zu lernen, dass das Ausmaß der vom Vagus übertragenen Botschaften und Signale weitaus umfangreicher und wichtiger ist, als wir es anfänglich erkannten; er ist in der Tat die direkte Verbindung zwischen dem Gehirn und der Darmflora, dem Mikrobiom. Der Vagusnerv ist der wichtigste Kommunikationsweg in Bezug auf die Verdauung, den Nährstoffstatus und die ständig wechselnden

Bakterienpopulationen, Viren, Hefen, Parasiten und Würmer, die unser Verdauungstrakt beherbergt.

Das Gleichgewicht zwischen den beiden Ästen des autonomen Nervensystems – des sympathischen und des parasympathischen – ist entscheidend, damit man ein Leben in vollem Umfang führen kann. Ist ein Ast übermäßig aktiviert, kann das zu einem deutlichen Funktionsverlust im anderen Ast führen. Ein dauerhaftes Ungleichgewicht zieht Krankheiten und Funktionsstörungen nach sich. Bleibt der Stresspegel zu lange zu hoch, verliert das parasympathische Nervensystem seine Regulationsfähigkeit. Durchblutung und Funktion konzentrieren sich auf den sympathischen Ast, die Durchblutung des parasympathischen Astes wird also eingeschränkt und dadurch lässt seine Funktion mit der Zeit nach. Das gilt auch umgekehrt, da eine übermäßige Aktivierung des parasympathischen Systems den Umgang mit potenziellen Stressoren (der die Aufgabe des sympathischen Systems ist) verlangsamen kann und somit Risiken für das Überleben entstehen.

Ein sehr häufiges Problem in der heutigen Zeit, sind der erhebliche Stress und der enorme Druck, denen wir ausgesetzt sind. Unserem Körper fehlt noch die Fähigkeit, zwischen verschiedenen Arten von Stressfaktoren zu unterscheiden, daher rufen mentale und emotionale Stressoren dieselbe Reaktion hervor, wie das ein leibhaftiger Löwe, Tiger oder Bär tun würde – also etwas, das unser Leben bedroht.

Das heißt, wir reagieren auf eine unmittelbar bevorstehende physische Gefahr genauso wie auf den von einem Lehrer nicht angekündigten schriftlichen Kurztest oder die strenge Aufforderung vom Chef, „sofort“ in sein Büro zu kommen.

Unter gleichbleibend hohem Stress kommt es zu vermehrten Entzündungen im Körper, der keine Gelegenheit bekommt, sich zu erholen und zur Ruhe zu kommen, was aber zur Erhaltung einer optimalen Funktion erforderlich ist. Darum erleiden wir viel leichter und häufiger einen Zusammenbruch als früher. Es kommt zu viel mehr Fällen von Autoimmunerkrankungen wie rheumatoider Arthritis, Hashimoto-Thyreoiditis und Multiple Sklerose, als unser Gesundheitssystem bewältigen kann. Wir entwickeln alle Arten von Krebs und Herzerkrankungen, die Zahlen der diagnostizierten Krankheiten wie Adipositas (krankhafte Fettleibigkeit) und Diabetes sind alarmierend hoch, und insgesamt war unsere Verdauung noch nie in einem schlechteren Zustand. Bekommt der Körper die Gelegenheit, sich zu erholen, kann er sich wehren und die Aufgaben erfüllen, für die seine Zellen vorgesehen sind, wodurch wir die Möglichkeit erhalten, viele dieser Leiden zu überwinden. Das Problem ist, dass viele von uns dem Körper diese Gelegenheit nicht geben.

Wir setzen uns selbst unter Stress, indem wir stark verarbeitete Nahrungsmittel zu uns nehmen (die uns von einer mehr auf hohe Erträge und Zweckmäßigkeit als auf den Nährwert ausgerichteten Landwirtschaft beschert wurden), während wir mehr Zeit im Haus, abseits der Natur verbringen, uns um unsere Angehörigen sorgen und dabei vergessen, uns um uns selbst zu kümmern. Gleichzeitig erwarten wir von Ärzten und Therapeuten, dass sie mit dem aufreibenden Tempo der Veränderungen in unserem Leben Schritt halten.

Für diese Probleme gibt es eine Lösung: Übernehmen Sie die Verantwortung für Ihre eigene Gesundheit wieder selbst.

Anstatt sich in dieser Hinsicht nur auf Ihre Ärzte zu verlassen, übernehmen Sie selbst die Kontrolle und lassen sich von ihnen Ihre eigenen Überlegungen bestätigen. Forschen Sie selbst nach, lernen Sie, mit Ihren Stressfaktoren umzugehen, und finden Sie heraus, welche Auslöser bei Ihnen zu einem Stresszustand führen. Ihr Hausarzt ist eine Wissensquelle, die Sie nutzen können und sollten, doch wenn Sie einem System die alleinige Verantwortung übertragen, dessen Möglichkeiten immer geringer werden und das Hunderte und Tausende von Patienten betreuen muss, dann ist Ihre eigene Gesundheit unweigerlich zum Scheitern verurteilt.

Mithilfe dieses Buchs erlangen Sie die Fähigkeit, die Verantwortung für Ihre Gesundheit wieder selbst zu übernehmen. Sie lernen die übersehenen grundlegenden Ursachen vieler Krankheitszustände kennen, die schulmedizinisch leider noch nicht als die wahren Gründe einer schlechten Gesundheit anerkannt werden. Tatsächlich gibt es jedoch in der funktionellen Medizin bereits Laboruntersuchungen, die diese Schwachpunkte aufdecken können. Ich gebe Ihnen tägliche, wöchentliche und monatliche Instrumentarien zur Funktionsverbesserung Ihres Vagusnervs und des parasympathischen Nervensystems an die Hand, damit Sie sich von Ihren alltäglichen Stressfaktoren besser erholen können.

Der Aufbau dieses Buches

Dieses Buch ist in drei Teile gegliedert:

Teil 1 konzentriert sich auf die wissenschaftlichen Grundlagen, insbesondere auf die Anatomie, die Neuroanatomie, die Biochemie und die spezifischen Funktionen des Vagusnervs und der Systeme, die er steuert. Wenn Sie eher der praktische Typ sind, können sie diesen Abschnitt einfach nur überfliegen. Dennoch ist er wichtig und Sie sollten ihn lesen, wenn Sie ein vertieftes Verständnis für die Besonderheiten des Vagusnervs und seiner Aufgaben gewinnen möchten.

Teil 2 befasst sich mit der Funktionsstörung des Vagus – den Anzeichen, Symptomen und zugrunde liegenden Ursachen – sowie damit, wie Sie seine Funktion mit einem Instrumentarium bestimmen, das Sie täglich nutzen können. Dies ist ein wichtiges Kapitel für all jene, die unter verschiedenen gesundheitlichen Problemen leiden und gerne ein wenig tiefer schürfen und herausfinden möchten, warum diese Probleme hauptsächlich auftreten können.

Teil 3 ist der Verbesserung und Optimierung der Vagusfunktion gewidmet. Ich erläutere bestimmte Strategien und Programme, die meine Kollegen und Patienten nutzen, wenn sie an der Funktionsverbesserung dieses Nervs arbeiten, um wieder gesund zu werden und um die ihren gesundheitlichen Problemen zugrunde liegenden Ursachen zu überwinden.

Wenn Sie bereit sind, die Verantwortung für Ihre Gesundheit wieder in Ihre eigenen Hände zu nehmen, dann schnallen Sie sich gut an. Wir starten unverzüglich!

TEIL 1

DIE WISSEN-SCHAFTLICHEN GRUNDLAGEN

KAPITEL 1

WAS IST DER VAGUSNERV?

Wenn das Gehirn des Menschen so einfach wäre, dass wir es verstehen könnten, dann wären wir so dumm, dass wir es doch nicht verstehen würden.

Emerson W. Pugh

Die Anatomen waren überfragt. Wie konnte ein einzelner Nerv, der vom Hirnstamm ausgeht, so lang sein und so viele verschiedene Organe miteinander verbinden? Welche Wirkungen könnte dieser Nerv möglicherweise haben? Was würde bei einer so breiten Palette potenzieller Funktionen passieren, wenn er verletzt oder durchtrennt würde?

Welche Aufgaben hat der Vagusnerv?

Der Vagusnerv (VN) hat seinen Ursprung im Stammhirn – im Wesentlichen in der Region des Gehirns, die die überwiegende Mehrheit der automatisch ablaufenden Funktionen des Körpers wahrnimmt, verarbeitet und steuert. Im Großen und Ganzen müssen wir uns diese Funktionen nicht bewusst machen, damit sie ablaufen können. Sie werden daher als autonom bezeichnet und werden von unserem autonomen Nervensystem gesteuert.

Woher hat der Vagus seinen Namen?

Der Begriff leitet sich vom lateinischen Wort *vagari* ab, das „umherschweifend" und in begrenztem Umfang „unbestimmt, vage" bedeutet. Da er sich bei der ersten Untersuchung als so weitläufig und unspezifisch erwies, wollten die Anatomen und Forscher eine beschreibende Bezeichnung, die genau das ausdrückte. Als sie bei dem Begriff Vagus landeten, gaben sie diesem Nerv daher den Namen „der Umherschweifende".

Dies sind einige der vom autonomen Nervensystem gesteuerten Funktionen:

- Herzschlag
- Blinzeln der Augenlider
- Atemfrequenz und -tiefe
- Verengung und Erweiterung der Blutgefäße
- Entgiftung der Leber und der Nieren
- Verdauung
- Öffnen und Schließen der Schweißdrüsen
- Speichel- und Tränenbildung
- Pupillenerweiterung und -verengung
- Sexuelle Erregung
- Miktion (Blasenentleerung)

Im Hirnstamm befinden sich verschiedene Gruppen von Nervenzellkörpern, die Nuklei (Kerne) genannt werden. Hier nehmen Nervenzellen Informationen aus anderen Körperzellen auf. Diese Kerngebiete haben verschiedene Funktionen und werden mit Namen bezeichnet, die vom Lateinischen abgeleitet sind. Kerngebiete sind wie ein Router bei einer Internet-Netzwerk-Verbindung zu Hause. Manche Informationen gelangen über die Kabelverbindung oder die Telefonleitung in den Router, werden dort verarbeitet, und andere Informationen werden dann über den Router an Ihren Computer, den Fernseher oder jedes andere elektronische Gerät gesendet, das mit Ihrem Netzwerk verbunden ist.

Es gibt zwei Hauptarten von Neuronen (Nervenzellen) und sie senden Informationen in eine von zwei Richtungen. Die eine Art sind afferente Neuronen, die Informationen darüber erhalten, was in und um den Körper herum geschieht. Afferente Neuronen leiten Information aus dem Körper zum Gehirn, das sind die sogenannten afferenten Informationen. Die andere Art sind die sogenannten efferenten Neuronen, die Informationen mit regulatorischer oder motorischer Wirkung (sogenannte efferente Informationen) an verschiedene Organe und Strukturen im Körper leiten; efferente Informationen werden also vom Gehirn an den Körper übermittelt.

Der Vagusnerv ist mit vier verschiedenen Kerngebieten im Stammhirn verbunden. Ganze 80 Prozent der von ihm übertragenen Informationen sind afferent, das heißt, die häufigste Richtung, in der Informationen im Vagus fließen, ist die von den Organen des Körpers zum Gehirn. Die restlichen 20 Prozent der Neuronen im Vagusnerv leiten ein efferentes Signal aus dem Gehirn in den Körper und führen zu spezifischen Funktionen, die in jeder Zelle und jedem Organ stattfinden. Es ist eine interessante Erfahrung, dass die meisten Medizinstudenten von der Tatsache überrascht sind, dass nur 20 Prozent der Vagusfunktion efferent sind, da er so viele efferente Auswirkungen auf die Organe hat – stellen Sie sich nur die Mengen an Informationen vor, die dieser Nerv an das Gehirn zurückmeldet, mehr als viermal so viele wie er vom Gehirn aus weiterleitet.

Wie die Drähte Ihrer Netzwerkverbindung zu Hause, so schicken die Bündel von Neuronen in Ihren Nerven mittels elektrischer Signale Informationen entlang ihrer Bahnen, die, am Ziel angekommen, ein chemisches Signal, einen sogenannten Neurotransmitter, freisetzen. Diese Neurotransmitter binden an den dafür bestimmten Rezeptoren der Zielzellen und führen eine Wirkung in den Zellen am Ende der Verbindung herbei. Der Neurotransmitter, den der Vagusnerv hauptsächlich nutzt, ist Acetylcholin (kurz: ACh), das eine erhebliche entzündungshemmende Wirkung im Körper hat.

Die Handhabung des Entzündungssystems ist eine der wichtigsten Aufgaben des Vagusnervs, der das maßgebliche Entzündungskontrollsystem im Körper ist und weitreichende Auswirkungen auf Ihren individuellen Gesundheits- oder Krankheitszustand hat. Viele der gesundheitlichen Probleme meiner Patienten sind dem hohen Entzündungsniveau in bestimmten Organen und Systemen geschuldet, vom Verdauungstrakt über die Leber bis hin zum Gehirn.

Entzündungen sind eine wichtige Reaktion im Körper, um uns vor bakteriellen und viralen Eindringlingen, körperlichen Traumata und anderen Dingen zu schützen, die optimalerweise gar nicht in den Körper gelangen sollten. Wenn Entzündungen nicht in Schach gehalten werden und chronifizieren, kann es zu weitreichenden Auswirkungen und vielen verschiedenen Gesundheitsproblemen kommen. Einige davon, die mit hohen Entzündungswerten zusammenhängen, sind die auf der folgenden Seite genannten.

Die meisten davon betroffenen Organe werden vom Vagusnerv innerviert, sie haben also eine Verbindung zu ihm. Somit ist es nicht nur möglich, sondern äußerst wahrscheinlich, dass es durch einen suboptimal arbeitenden Vagus, der seine entzündungshemmende Wirkung auf diese Organe nicht ausübt, zu chronischen Entzündungen und Krankheiten kommt.

- Alzheimer
- Arthritis
- Asthma
- Bluthochdruck
- Colitis ulcerosa (und alle Krankheiten mit der Endung -itis, z. B. Colitis, die Dickdarmentzündung)
- Diabetes
- Erhöhter Cholesterinspiegel
- Herz-Kreislauf-Erkrankungen
- Krebs
- Morbus Crohn
- Posturales orthostatisches Tachykardiesyndrom (POTS, eine Störung des autonomen Nervensystems, bei der der Wechsel vom Liegen zum Stehen eine Tachykardie, eine anormal starke Erhöhung der Herzfrequenz, verursacht; Anm. d. Übers.)

Es muss darauf hingewiesen werden, dass diese Erkrankungen nicht isoliert auftreten und daher die Wahrscheinlichkeit einer weiteren besteht, wenn bereits eine Krankheit vorliegt. Über den Vagusnerv gelangen dieselben Signale zu fast jedem inneren Organ und gehen wieder von ihm aus; wenn also das Entzündungsniveau in einem dieser Organe nicht unter Kontrolle gehalten wird, tritt es wahrscheinlich auch in anderen Bereichen auf.

KAPITEL 2

WO LIEGT DER VAGUS?

Der Vagus ist der längste Nerv im Körper. Wo er beginnt, wie er verläuft und seine Zielorgane erreicht, zu denen er Informationen aus dem Gehirn und von denen aus er Informationen zum Gehirn schickt, möchte ich im Folgenden erklären, ohne dabei zu fachspezifisch zu werden.

Verbindungen vom Hirnstamm aus ...

Die Neuronen, also die Nervenzellen, aus denen der Vagusnerv besteht, beginnen im Hirnstamm und stammen aus vier verschiedenen Kerngebieten (*Nuclei*, Singular: *Nucleus*). Diese bestehen aus dem dorsalen motorischen Kern, aus dem *Nucleus solitarius*, aus dem Spinalen Trigeminuskern und aus dem *Nucleus ambiguus*. (Es gibt leider nicht für jeden dieser Fachbegriffe eine deutsche Entsprechung; Anm. d. Übers.) Jeder dieser Kerne ist für bestimmte Anteile der Nervenfasern zuständig.

Sensorische Neuronen leiten Signale von der Haut, die der Vagus innerviert, zum spinalen Trigeminuskern. Dazu gehört ein bestimmter Hautabschnitt am Ohr, der wichtig ist, wenn es um die Aktivierung des Vagus mittels Akupunktur geht; darauf gehe ich später noch ein. Die Signale aus den inneren Organen

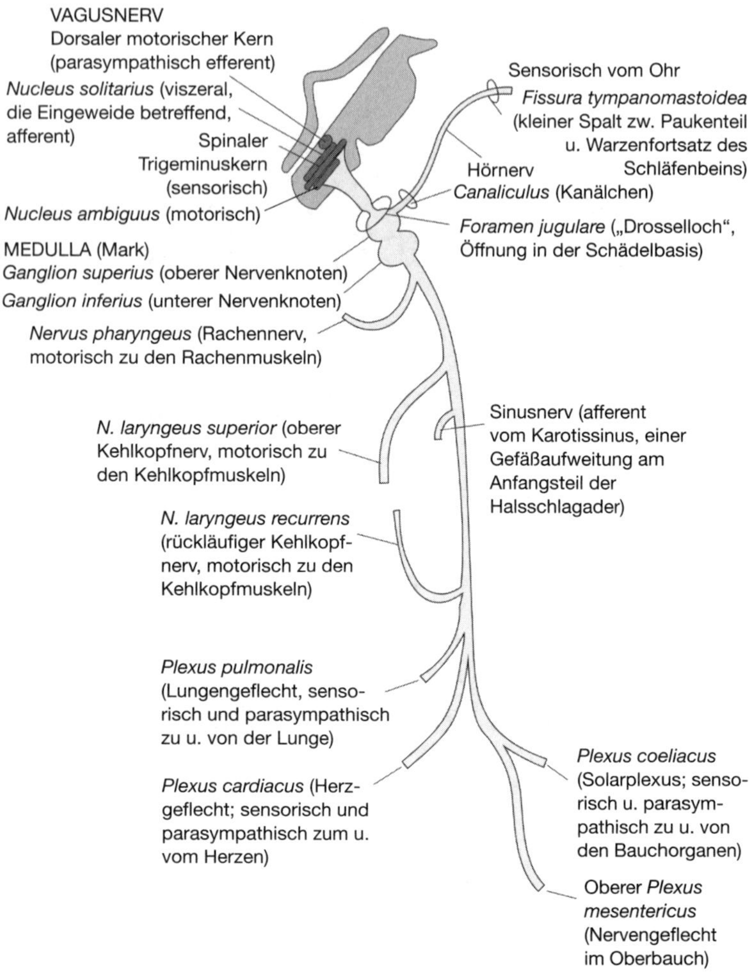

werden über den Vagus zum *Nucleus solitarius* und ins Gehirn zur weiteren Verarbeitung geleitet. Zu diesen Signalen gehören jene aus dem Magen, dem Darmtrakt, der Lunge, dem Herzen, der Leber, der Gallenblase, der Bauchspeicheldrüse und der Milz. Wir können auch direkte Signale über den Vagus an diese Organe leiten, und zwar durch parasympathische Fasern, die aus dem hinteren motorischen Kern stammen. Diese Signale beruhigen und regulieren die Herz- und Lungenfunktion und erhöhen die Aktivität des Darms und des Verdauungstrakts, der Leber, der Bauchspeicheldrüse, der Gallenblase und der Milz.

Der letzte Kern, der mit Fasern am Vagus beteiligt ist, ist der sogenannte *Nucleus ambiguus*. Seine Neuronen haben eine motorische Funktion und steuern insbesondere die meisten der Halsmuskeln und der Muskeln des oberen Teils der Luftröhre. Diese Muskeln sorgen dafür, dass die Luftröhre offenbleibt und ermöglichen die Tonbildung mithilfe der Stimmbänder, die für unsere Stimme verantwortlich sind.

Der rechte und der linke Vagus sind die einzigen Nerven im Körper mit vier unterschiedlichen Funktionen und vier verschiedenen Kernen, die gezielt Fasern beisteuern. Die meisten anderen Nerven im Körper übertragen einfache sensorische Informationen von der Haut und motorische Signale für die Bewegung von Muskeln. Dieser einfache Unterschied sollte uns bewusst machen, wie wichtig der Vagusnerv tatsächlich ist und welche umfassenden Funktionen er hat.

Folgen wir nun den Nervenbahnen vom Hirnstamm hinunter zum Hals, in den Thorax (Brustkorb) und das Abdomen (den Bauchbereich).

... zum Hals

Von dem als *Medulla oblongata* bekannten Gebiet des Hirnstamms aus, man spricht hier auch vom verlängerten Rückenmark, erstrecken sich Fasern des linken und rechten Vagus in die Schädelhöhle (das Schädelinnere) und laufen zusammen, um die Struktur zu bilden, die wir als Vagusnerv bezeichnen. Der Nerv tritt dann durch eine Öffnung an der Schädelbasis, das sogenannte *Foramen jugulare* („Drosselloch") aus dem Schädel aus. Diese Öffnung bietet Raum für den Durchtritt des

Nervs sowie von Blutgefäßen zwischen Hals und Schädel. Sobald der Vagus den Schädel verlässt, tritt er gleich hinter dem Ohr, zwischen der *Vena jugularis interna,* der inneren Halsvene, auch Drosselvene genannt, und der *Arteria carotis interna,* der inneren Halsschlagader, in den oberen Bereich des Halses ein. Über diese Gefäße wird dem Gehirn direkt Blut zugeführt und aus ihm abtransportiert; sie sind äußerst wichtig, um uns am Leben zu halten.

Die enge Nachbarschaft zu diesen speziellen Blutgefäßen ist ein Hinweis auf die Bedeutung des Vagus, da eine physische Schädigung einer dieser drei Strukturen irreparable Schäden verursachen kann. Sind die Blutgefäße betroffen, kann dies unmittelbar zum Tod führen; sind die Nerven betroffen, kann dies einen totalen Funktionsausfall in vielen Organen nach sich ziehen.

Direkt nach dem Durchtritt des Vagus durch das *Foramen jugulare* befindet sich eine Nervenverdickung, das sogenannte *Ganglion superius* oder *jugulare,* der obere Nervenknoten. Er wird durch eine Ansammlung von sensorischen Nervenzellkörpern gebildet, die sehr nahe beisammen liegen und aus denen ein dünnerer Nervenabschnitt hervorgeht, der den ersten Ast des Vagus bildet.

Der erste Vagus-Ast ist der aurikuläre, das Ohr betreffende Ast. Er verläuft durch ein feines, im Warzenfortsatz des Schläfenbeins gelegenes Knochenkanälchen wieder in den Schädel zurück und durch eine andere Öffnung, einen kleinen Spalt zwischen dem Paukenteil und dem Warzenfortsatz des Schläfenbeins, die sogenannte *Fissura tympanomastoidea,* beidseitig zum Ohr, wo er zur Haut zieht. Dort ist er verantwortlich für die Wahrnehmung von Berührung, Temperatur sowie Feuchtigkeit auf der Haut des Ohres, speziell am äußeren Gehörgang, am Tragus (dem Knorpelanteil der Ohrmuschel, der eine Erhebung vor dem Eingang des äußeren Gehörgangs bildet) und an der Ohrmuschel. Der aurikuläre Ast wird hauptsächlich behandelt, wenn man den Vagus bei einer Funktionsstörung mit Akupunktur (an den Akupunkturpunkten im Ohr) gezielt aktivieren will; darüber wird in späteren Kapiteln noch die Rede sein.

Zieht der Vagus vom oberen Nervenknoten nach unten, verdickt er sich nochmals und bildet den unteren Nervenknoten, das *Ganglion inferius*, das auch *Ganglion nodosum* (für lat. „knotig") genannt wird. Dieses Ganglion beherbergt die Zellkörper der Neuronen, die an der Übermittlung von Informationen aus den inneren Organen beteiligt sind.

Dann wird der Nerv wieder dünner und tritt sofort in eine durch eine bindegewebige Verdickung gebildete Hülle (die man als „Gefäß-Nerven-Strang des Halses" zusammenfassen kann; Anm. d. Übers.) ein. Zusammen mit der inneren Halsschlagader und der inneren Halsvene wird der Vagus auf seinem Weg zum Hals zusätzlich durch weiches Gewebe geschützt.

Innerhalb dieser Bindegewebshülle bildet der Vagus einen weiteren Ast, den Rachennerv. Dieser besitzt Neuronen aus dem Vagus, führt aber auch einige Neuronen des IX. und XI. Hirnnerv (*N. glossopharyngeus* für Zungen-Rachennerv und *N. accessorius* für den sogenannten zusätzlichen Nerv).* Sobald diese Neuronen aufeinandertreffen, ziehen sie durch die Körpermitte zum oberen Teil des Halses, dem Rachen (Pharynx). Dort überträgt der Vagus motorische Signale an zahlreiche

* Anm. d. Übers.: Der Mensch besitzt zwölf paarige Hirnnerven, die mit römischen Zahlen von I bis XII nummeriert werden und Bezeichnungen tragen, die in der Regel, wie wir bereits beim Vagus gesehen haben, Hinweise auf den Bereich geben, den sie innervieren.

Muskeln, die am Schluckreflex beteiligt sind, sorgt für das Öffnen und Schließen des oberen Teils der Luftröhre und erhält den Würgereflex aufrecht.

Beim Absteigen des Vagusnervs im Gefäß-Nerven-Strang an den Seiten des Halses entspringt ein dritter Ast des Nervs, der obere Kehlkopfnerv, und zwar ziemlich direkt nach dem Rachennerv; er sendet motorische Signale zu den Kehlkopfmuskeln oberhalb der Stimmbänder, insbesondere zu den Muskeln, die die Stimmlage steuern.

In weiteren Verlauf des Vagus nach unten entspringen die zervikalen, die im Halsbereich befindlichen Herzäste, das sind zwei der drei Äste, die das Herz innervieren. Der dritte Ast, der thorakale, im Brustraum befindliche Herzast bildet sich kurz nach dem Verlassen des Gefäß-Nerven-Strangs im Bereich des Thorax, des Brustraums. Diese Äste vermischen sich mit den Nerven des sympathischen Nervensystems und bilden den sogenannten *Plexus cardiacus*, das „Herzgeflecht" (ein *Plexus*, Plural *Plexi*, ist eine Verflechtung von Nervenfasern verschiedener Äste und verschiedenen Ursprungs, die zu einer bestimmten Stelle ziehen). Wir haben zwei kardiale Plexi, einen vor der Aorta, der Hauptschlagader, das sogenannte oberflächliche „Herzgeflecht", und einen hinter dem Aortenbogen, das tiefe „Herzgeflecht." (Die Aorta ist die Hauptschlagader, das Blutgefäß, durch das Blut vom Herzen aus in den übrigen Körper transportiert wird.)

Manche Fasern der „Herzgeflechte" ziehen zum sinoatrialen, dem SA- oder Sinus-Knoten des Herzens, seinem primären Taktgeber, während andere zum atrioventrikulären, dem AV-Knoten ziehen, der zum Erregungsleitsystem des Herzens gehört. Die Funktion dieser Nerven in Bezug auf das Herz wird im nächsten Kapitel besprochen. Vorläufig ist es nur wichtig, sich zu merken, dass diese Fasern die Geschwindigkeit der elektrischen Aktivität steuern, von der die Pumpfunktion des Herzens angetrieben wird.

... zum Brustraum

Nach dem Austritt am Ende des Gefäß-Nerven-Strangs zieht der Nerv hinter der ersten und zweiten Rippe und vor den größeren Blutgefäßen, die vom Herzen ausgehen, hinunter in den Thorax, den Brustraum.

Der linke Vagusnerv verläuft vor dem Aortenbogen und gibt dann seinen vierten Ast ab – den linken sogenannten „rückläufigen Kehlkopfnerv" (*Nervus laryngeus recurrens*). Auf der anderen Körperseite nimmt der rechte Vagusnerv einen ähnlichen Weg; er verläuft jedoch vor der rechten Schlüsselbeinarterie (*Arteria subclavia*) und gibt dann seinen vierten Ast ab, den rechten rückläufigen Kehlkopfnerv.

Beide rückläufigen Kehlkopfnerven nehmen den gleichen Weg, nur auf der jeweils anderen Körperseite. Diese beiden sind die einzigen Äste des Vagus, die wieder zurück zum Hals laufen (daher der Name; Anm. d. Übers.). Sie transportieren motorische Signale aus dem Hirnstamm zu jedem Kehlkopfmuskel unterhalb der Stimmbänder, die für die – auf deren Anspannung und Entspannung beruhende – Stimmbildung wichtig sind. Es wird noch ausführlich davon die Rede sein, wie wir diese speziellen Äste nutzen können, um eine suboptimale Funktion des Vagus zu verbessern.

Sind die beiden Vagusnerven auf Höhe der Hauptschlagader (Aorta) angekommen, sendet jeder von ihnen Äste zum nächsten paarigen Organ, der Lunge. Der linke Vagus schickt einen Lungenast zum vorderen Lungenplexus und der rechte Vagus schickt einen Lungenast zum hinteren Lungenplexus. Diese Nervenäste vermischen sich mit sympathischen Neuronen, organisieren sich neu und ziehen dann zu jeder Seite, um die Lunge zu innervieren, das heißt zu den Bronchien und den größeren Lungenästen, um sie je nach Bedarf des Körpers und der Situation zu öffnen und zu schließen.

Ein Organ des Brustraums, das vom Vagus innerviert und besonders oft übersehen oder vergessen wird, ist die Thymusdrüse. Der Thymus ist ein äußerst wichtiges Organ des Immunsystems. Er liegt im Mediastinum, dem Mittelfellraum der Brusthöhle, vor dem Herzen, aber hinter dem Brustbein. Ein Vagusast zieht zu diesem Organ und sendet Signale zum und vom Thymus. Der Thymus wird schon früh in unserer Entwicklung angelegt und ist der wesentliche Ort für das „Training" und das Wachstum unserer weißen Blutkörperchen, der Leukozyten. Dass dieses Organ so leicht vergessen wird, liegt daran, dass es mit der Zeit schrumpft und durch Fettgewebe ersetzt wird. Dieser Prozess beginnt während der Pubertät und kann jahrelang bis in das frühe Erwachsenenalter hinein andauern. Ich stelle mir den Thymus gerne als „Schule" für neue Immunzellen vor – genauso wie die „Schule" älter wird und verfällt, büßt auch das Training, das die weißen Blutkörperchen durchlaufen, an Qualität ein. In späteren Kapiteln wird von der Rolle des Thymus noch ausführlicher die Rede sein.

… zum Bauchraum

Der letzte Abschnitt, den der Vagus innerviert, sind die Organe des Abdomens, die Bauchorgane. Sie sind wichtig für die Verdauung, steuern das Immunsystem und gewährleisten, dass das Blut, das zu den anderen Zellen fließt, keine Toxine enthält, die die Zellgesundheit negativ beeinflussen können.

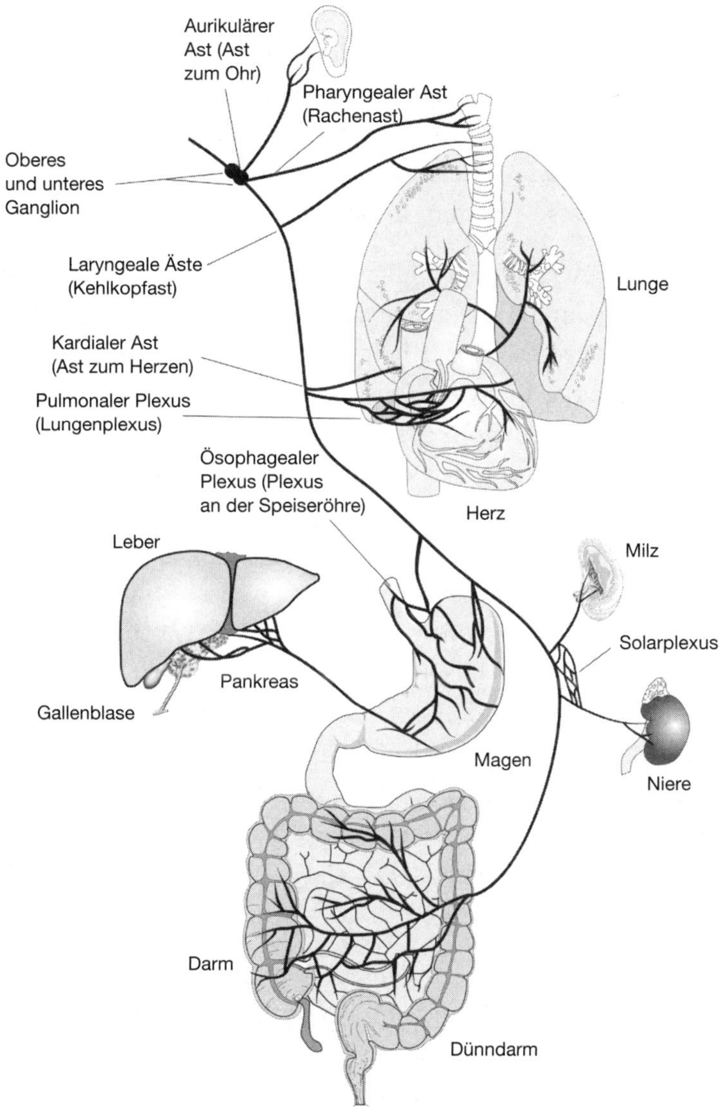

Der erste Vagus-Ast im Bauchraum zieht zum Magen. Wenn unser Körper im Zustand des Ruhens und Verdauens ist, stimuliert der Vagus die Funktion der Magenmuskulatur. So erhalten die sogenannten Parietalzellen des Magens Signale zur

Bildung und Ausschüttung von Salzsäure (HCl), die Hauptzellen des Magens werden zur Bildung und Ausschüttung der Verdauungsenzyme Pepsin und Gastrin angeregt und die glatten Muskelzellen des Magens sorgen für die muskuläre Durchmischung und den Weitertransport der Nahrung in den nächsten Abschnitt des Verdauungstrakts, den Dünndarm.

Ist der Vagusnerv geschädigt und sendet diese wichtigen Signale nicht an die Zellen des Magens, kommt es zu Problemen wie einer Hypochlorhydrie (geringer Magensäurespiegel), die eine wichtige Ursache vieler gesundheitlicher Beschwerden ist. Ein ausreichend niedriger pH-Wert (hoher Säuregrad) ist für die Aktivierung der Verdauungsenzyme und zur Aufspaltung der Nahrung erforderlich. (Der pH-Wert wird in Zahlen von 1-14 ausgedrückt; 7 bedeutet neutral, alles <7 ist sauer – je niedriger, desto saurer –, alles >7 ist basisch – je höher, desto basischer; Anm. d. Übers.) Der optimale pH-Wert des Magens sollte bei etwa 3,0 liegen; alles über 5,0 ist nicht stark (sauer) genug, um Pepsin und Gastrin zu aktivieren. Bei einem niedrigen Magensäurespiegel kann die Nahrung also nicht optimal aufgespalten werden. Ein höherer pH-Wert im Magen kann unerwünschten Bakterien, Viren und Parasiten den Weg in den Darm ermöglichen, wo sie sich verheerend auf den Verdauungstrakt auswirken.

Der zweite Vagus-Ast im Bauchraum zieht zur Leber. Interessanterweise sind diese Äste – er verästelt sich noch weiter – eng mit dem Empfinden von Hunger und dem Wunsch nach bestimmten Arten von Nährstoffen verbunden. Die Nahrung, die wir zu uns nehmen, gelangt zuerst in den Magen, um dort aufgespalten zu werden. Anschließend wird sie in den Dünndarm transportiert, wo die meisten unserer Makronährstoffe (Fette, Kohlenhydrate und die Aminosäuren, die Bausteine der Proteine) in den Blutstrom aufgenommen werden. Sie fließen danach über die Pfortader in die Leber; dort werden sie gefiltert und verarbeitet und es werden Signale zurück zum Gehirn gesendet.

Von der Leber aus übermittelt der Vagus Informationen über das Gleichgewicht des Blutzuckerspiegels, die Fettzufuhr und die Gesamtfunktion der Leber an das Gehirn. Er kann auch Informationen über die Menge an Galle übermitteln, die zur Fettverdauung benötigt wird. Die Leber hat viele Aufgaben, für die Informationen vom Vagus benötigt werden; einige wenige von ihnen sollen hier beispielhaft genannt werden:

- die Bildung von Galle und Gallensalzen (der aktiven Komponente von Galle), die dann in der Gallenblase gespeichert werden,
- die Regulierung des Blutzuckers durch die Bildung von Glukose,
- die Steuerung von Hunger und Sättigung durch die Bestimmung der Fettzufuhr,
- die Filterung des Blutes aus der Pfortader, die Nährstoffe und Toxine aus dem Darm in die Leber zur Filterung bringt;
- die Phasen 1 und 2 des Entgiftungsprozesses fettlöslicher Hormone, Neurotransmitter und Toxine aus dem Körper.

Die Leber ist für unser gesamtes Wohlbefinden sehr wichtig, und die Innervation durch den Vagusnerv ist stark mit der Erhaltung dieses Gleichgewichts verbunden.

In enger Verbindung mit der Leber steht die Gallenblase. Sie ist wichtig für die optimale Funktion unseres Körpers – und wird oft vom Medizinsystem übersehen. Die Galle und die Gallensalze, die von der Leber gebildet werden, gehen in die Gallenblase und werden dort für die nächste Mahlzeit gespeichert. Wenn es so weit ist, wird Galle von der Gallenblase – vermittelt durch den Vagusnerv – in das Duodenum, den

Zwölffingerdarm (so heißt der erste Darmabschnitt nach dem Magen) abgegeben, damit die Fette verdaut und in den Blutstrom aufgenommen werden können. Dazu dient die Verzweigung des Vagus von der Leber aus in die Gallenblase, die durch die Aktivierung der glatten Muskelzellen in ihrer Wand für die Abgabe der Galle in den Verdauungstrakt sorgt. Damit es dazu kommt, müssen die Geschmacksknospen (die sensorischen Rezeptoren auf der Zunge) feststellen, dass die aufgenommene Nahrung Fett enthält, das sofort nach seiner Ankunft im Dünndarm verdaut werden sollte.

Der nächste Ast des Vagus zieht zur Bauchspeicheldrüse (Pankreas). Sie ist eine der wichtigsten Drüsen im Körper und hat einen sogenannten exokrinen Anteil, sie kann also von ihr gebildete Substanzen an eine innere Oberfläche (in dem Fall in den Darm) abgeben, sowie einen endokrinen Anteil, um von ihr gebildete Substanzen direkt in die Blutbahn abzugeben. (Es gibt auch exokrine Drüsen, die ihre Substanzen an eine äußere Oberfläche wie die Haut abgeben, zum Beispiel die Schweißdrüsen. Im weiteren Sinne bedeutet endokrin „auf das Hormonsystem bezogen"; Anm. d. Übers.) Der endokrine Anteil der Bauchspeicheldrüse bildet Insulin und Glukagon und schüttet sie direkt in den Blutstrom aus, um den Glukosespiegel im Blut, den Blutzuckerspiegel, im Gleichgewicht zu halten. Der exokrine Anteil der Bauchspeicheldrüse bildet Verdauungsenzyme und gibt sie über einen Gang in den Dünndarm ab. Die drei bemerkenswertesten Verdauungsenzyme der Bauchspeicheldrüse sind die Protease, die Proteine in ihre Bestandteile, die Aminosäuren, aufspaltet; die Lipase, die die aus Triglyzeriden zusammengesetzten Fette in freie Fettsäuren und Cholesterin abbaut, sowie die Amylase, die Kohlenhydrate in einfachere Zucker zerlegt.

Über die nervale Versorgung durch den Vagus werden Signale von der Bauchspeicheldrüse zurück zum Hirnstamm geschickt, die Informationen über den exokrinen und endokrinen Status der Zellen übermitteln. Darüber kommen auch Information zur Nahrungsaufnahme und bezüglich der Art der Enzyme, die gebildet und in die Blutbahn sowie den Verdauungstrakt freigesetzt werden müssen, vom Hirnstamm zurück zu diesem Organ. Die nervale Versorgung durch den Vagus ist für die Übermittlung dieser Informationen unerlässlich; ein Mangel an Signalen ändert die Freisetzung von Verdauungsenzymen und setzt die Wirksamkeit des Verdauungsprozesses herab.

Sobald der Vagus den Magenbereich verlassen hat, bildet er den Solarplexus, das Sonnengeflecht, ein Netzwerk, das die sympathischen Nerven im Lebenwirbelbereich und die parasympathischen Fasern des Vagus miteinander bilden. Von diesem Netzwerk aus ziehen Äste zu den restlichen Organen des Bauchraums.

Das erste Organ, das nach dem Solarplexus innerviert wird, ist die Milz. Sie befindet sich auf der linken Körperseite unter dem linken Lungenflügel, gegenüber der Leber. Ihre Aufgabe besteht in der Überwachung des Blutstroms und der Aktivierung oder Deaktivierung des Immunsystems je nach Immunlage. Sehr früh in unserem Leben kümmern sich Milz und Thymus gemeinsam um die Funktion der Immunzellen, doch später, wenn der Thymus verschwunden ist, liegt diese Aufgabe alleine bei der Milz.

Sie erhält Botschaften aus den Sympathikus-Ästen zur Aktivierung der Entzündungswege, die als Reaktion auf körperliche oder biochemische Traumata oder Schäden anspringen. Über die parasympathischen Äste laufen Signale, die die Entzündungsprozesse stoppen. Der Vagusnerv regelt ein System, den sogenannten antiinflammatorischen Signalweg, der wichtige Auswirkungen auf die Milz hat. Davon wird in späteren, mit Entzündungen zusammenhängenden Abschnitten noch die Rede sein.

Der nächste Vagus-Ast nach dem Solarplexus zieht zum Dünndarm. Wurde die Nahrung chemisch und mithilfe der muskulären Durchmischung im Magen aufgespalten, gelangt sie in den Dünndarm. Dort geht der Verdauungsprozess durch die Verdauungsenzyme der Bauchspeicheldrüse und die Galle weiter. Die Aufgabe des Dünndarms besteht darin, die meisten der Makronährstoffe aufzuspalten und zu resorbieren; das sind Fette, Kohlenhydrate und Proteine (die idealerweise zu ihren Bausteinen, den Aminosäuren, abgebaut werden). Ins Blut werden jene Makronährstoffe aufgenommen, die von der Dünndarmschleimhaut akzeptiert werden, die die Dünndarmschleimhaut also passieren dürfen.

Jeder Bissen, den wir zu uns nehmen (und der an diesem Punkt des Verdauungsprozesses als Chymus bezeichnet wird), muss durch die Windungen des gesamten Dünndarms geschoben werden. Dazu aktiviert der Vagus die glatten Muskelzellen des Verdauungstrakts, indem er entsprechende Signale sendet an das umfangreiche Netzwerk der Nerven in der Darmschleimhaut, das sogenannte enterische Nervensystem.

Der Dünndarm hat eine Länge von etwa 6,7 Metern und ist damit deutlich länger als der Dickdarm, der nächste Abschnitt des Verdauungstrakts.

Zwischen uns und den anderen Zellen, die in unserem Verdauungstrakt beheimatet sind, besteht eine enorm wichtige Beziehung. Ich spreche von der symbiotischen Beziehung zwischen unseren Zellen und den Bakterien, die in unserem Darm leben, unserem Mikrobiom. Die überwiegende Mehrheit unserer bakteriellen „Verbündeten" befindet sich im Dickdarm – dem kürzeren Abschnitt des Verdauungstrakts, der (im Vergleich zum Dünndarm) einen größeren Durchmesser hat. Diese Bakterien bilden zwar viele wichtige Vitamine, Mineralstoffe und biochemische Vorläuferstoffe für uns, doch sie können auch viele Toxine und Gase bilden. Wir brauchen ein System, das diese Bakterien in Schach halten und Signale in Bezug auf den Zustand des Verdauungstrakts und der Funktion des Mikrobioms an das Gehirn übermitteln kann. Der Vagus aktiviert nicht nur die glatten Muskelzellen, damit sie den Chymus weitertransportieren (man nennt das Peristaltik), er vermittelt auch die Kommunikation zwischen dem Mikrobiom und dem Gehirn. Der Vagus innerviert etwa die erste Hälfte des Dickdarms – den aufsteigenden und den quer verlaufenden Abschnitt.

Das letzte Organ, das der Vagus innerviert, ist paarig angelegt und befindet sich links und rechts im Körper: die Nieren. Sie haben unterschiedliche Aufgaben, die für unsere Gesundheit maßgeblich sind. Die Nieren filtern Flüssigkeit aus dem Körper und scheiden sie als Urin aus, der eine Kombination aus Harnsäure und Wasser ist und in die Blase geleitet wird. Eine der Bestimmungsgrößen dieser Kontrolle ist der Blutdruck, der im nächsten Kapitel näher besprochen wird. Der Vagus steuert die Nierenfunktion maßgeblich und spielt daher eine wichtige Rolle für den Blutdruck.

Am Ende seines Verlaufs hört der Vagus jedoch nicht einfach auf. Er bildet vielmehr mit den parasympathischen Nerven, die vom unteren Ende des Rückenmarks kommen, einen letzten Plexus. Diese parasympathischen Fasern innervieren die zweite Hälfte des Dickdarms, den absteigenden Abschnitt und das sogenannte Sigmoid, den s-förmig verlaufenden Darmabschnitt, sowie die Blase und die Sexualorgane.

KAPITEL 3

DIE AUFGABEN DES VAGUSNERVS

Ein optimal funktionierender Vagusnerv (VN) ist von absolut herausragender Bedeutung, um die Gesundheit zu optimieren und das Fortschreiten von Krankheiten aufzuhalten. Hierfür gibt es viele gute Gründe, einige von ihnen werden wir in diesem Kapitel besprechen.

Ein Körper, der seine Aufgaben perfekt erfüllt, ist mit einem Symphonieorchester vergleichbar. Bei einer Symphonie haben die verschiedenen Instrumente ihren Teil der Partitur zu spielen, und die optimale Harmonie kann nur im ordnungsgemäßen Zusammenspiel aller Instrumente entstehen. Es ist Aufgabe des Dirigenten, dafür zu sorgen, dass keines verstimmt ist oder aus dem Takt gerät, denn ein einziger Fehler könnte die Aufführung zu einem Desaster machen. Das gilt auch, wenn ein Dirigent seinen Teil der Verpflichtung nicht einhält.

Überträgt man dieses Bild auf den Menschen, so ist der Vagusnerv der „Dirigent" des „Symphonieorchesters" Körper. Er steuert die Funktion so vieler verschiedener Organe und Zellen, doch das klappt nur dann, wenn er seine Aufgaben auch optimal erfüllt. Er muss in der Lage sein, den Zustand aller Organe und Zellen sensorisch wahrzunehmen und die richtigen

Signale an sie zu senden. Ist die Signalübertragung gestört, herrscht keine Harmonie mehr im Körper und es kommt schließlich zu Funktionsstörungen und zu Krankheit.

Lassen Sie uns die verschiedenen Aufgaben einmal aufschlüsseln, die vom „Dirigenten“ – dem Vagusnerv – des „Körper-Orchesters“ erfüllt werden.

Sensorische Wahrnehmung der Haut des Ohres

Wie im letzten Kapitel besprochen, ist der erste Ast des Vagus der aurikuläre, also jener, der zum Ohr zieht und speziell an der sensorischen Innervierung der Haut von Ohrmuschel, Tragus (dem Knorpelanteil der Ohrmuschel, der eine Erhebung vor dem Eingang des äußeren Gehörgangs bildet) und äußerem Gehörgang beteiligt ist.

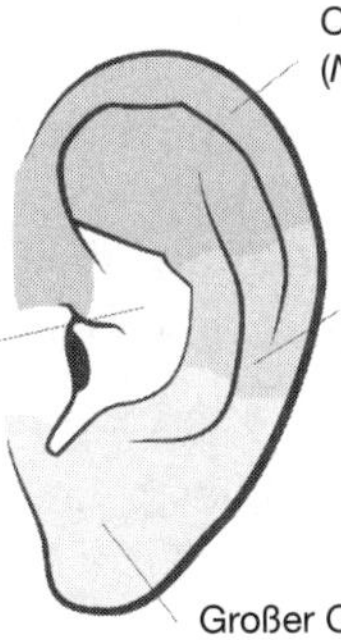

Die Funktion dieses Astes ist rein sensorisch und ermöglicht uns die Wahrnehmung von Druck, Berührung, Temperatur und Feuchtigkeit im zentralen Bereich beider Ohren. Das ist klinisch relevant und ziemlich wichtig, denn dies ist einer der Hauptbereiche, über die der Vagus mit Techniken wie Akupunktur stimuliert werden kann.

Damit Sie schlucken können, was Sie essen

Wenn Sie eine Mahlzeit zu sich nehmen, ist das Letzte, woran Sie denken, der Vorgang des Schluckens und dass dabei der Atemreflex kurz aussetzen muss, damit Sie nicht ersticken. Diese wichtige Aufgabe übernimmt der Vagusnerv.

Der zweite Vagus-Ast (der pharyngeale oder Rachen-Ast) steuert die Aktivierung der fünf Muskeln des Rachens: Die drei sogenannten Konstriktoren oder „Schlundschnürer" (oberer, mittlerer und unterer) im hinteren Teil des Rachens und die zwei anderen Muskeln, die den Rachen mit dem weichen Gaumen (dem weichen Gewebe am hinteren Teil des Gaumens) verbinden. Diese Muskeln sind an der Phase des Schluckakts beteiligt, die sich im Rachen abspielt. Dazu gehört, dass der Speisebrei in Richtung Kehlkopf und Speiseröhre befördert wird, aber nicht in die Luftröhre, damit er nicht in die Atemwege gelangt. Dieser Ast des Vagusnervs ist also auch für die aktive motorische Komponente des Würgereflexes zuständig.

Klinisch ist das von Bedeutung, da eine mangelhafte Funktion des Vagus einen Hustenreiz auslöst und die Funktion des Würgereflexes verändert. Wir können den Vagus mithilfe aktiver Übungen kräftigen, in die dieser Reflex einbezogen wird.

Die Steuerung von Luftwegen und Stimmbändern

Sind Sie sich bei jedem Ihrer Atemzüge des Aufwands bewusst, mit dem Ihre oberen Luftwege offengehalten werden müssen? Die an diesem Prozess beteiligten Muskeln tragen außerdem zur Bildung Ihrer Stimme bei. Falls Sie sich je gefragt haben, welcher Nerv dafür sorgt, dass verbale Kommunikation mit Ihrer Umgebung möglich ist – es ist der Vagus!

Der dritte und vierte Ast des Vagusnervs ist der obere beziehungsweise der rückläufige Kehlkopfnerv. Der obere Ast ist für die Muskeln oberhalb der Stimmbänder, der rückläufige für diejenigen unterhalb zuständig.

Der obere Kehlkopf-Ast bringt motorische Informationen zu einigen Kehlkopfmuskeln und steuert die Stimmlage. Sie ändert sich, wenn dieser Ast nicht optimal funktioniert. Eine chronisch heisere oder leicht ermüdbare, monotone Stimme ist ein Zeichen für einen mangelnden Vagotonus (der Fähigkeit zur Signalübertragung) in diesem Nervenast. Eine Reizung dieses Nervs kann auch zu starkem Husten und einer Aspirationsgefahr führen, einer unabsichtlichen Einatmung von Fremdkörpern (also von Nahrungspartikeln oder Flüssigkeiten, die aufgrund der gestörten Funktion der Stimmbänder in die Luftröhre gelangen).

Der rückläufige Kehlkopf-Ast transportiert motorische Informationen zu den Muskeln unterhalb der Stimmbänder, die die Lautbildung durch das Öffnen, Schließen und Anspannen ihrer Strukturen ermöglichen. Er hat auch eine sensorische Komponente, die Informationen von Speiseröhre, Luftröhre und innerer Schleimhaut dieser Strukturen überträgt. Eine Funktionsstörung dieser Nerven führt zu Heiserkeit, Stimmverlust und Atembeschwerden bei körperlicher Aktivität.

Diese Kehlkopfmuskeln steuern das Öffnen und Schließen sowie die Funktion der Atemwege. Jede Schwierigkeit beim Atmen oder Sprechen kann daher einer verminderten Funktion des Vagus sowie des Muskeltonus zugeschrieben werden. Atmung und Muskeltonus sind für die Funktion des Vagus von maßgeblicher Bedeutung. Chronische Obstruktionen, also Behinderungen jeder Art, in diesem Bereich stören die Funktion der Muskeln und das Feedback in Form von Signalen, was sich negativ auf die Funktion des Vagus auswirkt.

Die Steuerung der Atmung

Wie ist es mit der Atmung? Nun, der Vagus spielt auch bei der Steuerung dieser wichtigen Aufgabe eine Rolle. Sein Lungen-Ast zieht zum Lungen-Plexus, verbindet sich mit dem sympathischen Nervensystem und innerviert die Luftröhre und die Bronchien beider Lungenflügel. Der Vagusanteil ist sensorisch, überträgt also Informationen über den Ausdehnungsgrad sowie über den Sauerstoff- und Kohlendioxidgehalt der Lunge an das Gehirn.

In der Lunge führt die Aktivierung des Vagus zu einer Verringerung der Atemfrequenz und einer vertieften Atmung. So neigen wir während der Phase des Ruhens und Verdauens (wenn der Vagus also aktiv ist) eher zu einer tieferen Atmung über das Zwerchfell als über die Atemhilfsmuskulatur, und die Frequenz ist tendenziell niedriger. Wenn ein Mensch aus dem sogenannten Kampf-oder-Flucht-Modus in eine Phase des Ruhens und Verdauens übergeht, aktiviert eine langsame, tiefe Atemfrequenz den Vagus und leitet die Entspannungsreaktion ein.

Der Vagotonus, der Erregungszustand des parasympathischen Nervensystems, ist notwendig für die Öffnung des Atemweges in Rachen, Kehlkopf und Luftröhre. Die Muskeln von Rachen und Kehlkopf werden von den entsprechenden motorischen Anteilen des Vagusnervs innerviert. Eine suboptimale Aktivität dieser Neuronen kann zu einer Obstruktion (Behinderung) der Luftwege in diesem Abschnitt kommen, wie bei der chronisch-obstruktiven Lungenerkrankung (COPD, von engl. *chronic obstructive pulmonary disease*) und der obstruktiven Schlaf-Apnoe (Atemaussetzern im Schlaf). In beiden Fällen handelt es sich um ein Zeichen eines geringen Vagotonus, der Vagus muss also aktiviert werden. Ich gehe sogar so weit zu sagen, dass auch eine Obstruktion der Luftwege eine potenziell grundlegende Ursache der Funktionsstörung des Vagus sein kann – davon wird in späteren Kapiteln noch sehr ausführlich die Rede sein.

Die Steuerung der Herzfrequenz

Mit dem Herzschlag wird nährstoff- und sauerstoffreiches Blut in jede unserer Zellen gepumpt und es werden Giftstoffe zu den Organen transportiert, die in der Lage sind, sie zu entsorgen. Eine wichtige Rolle des Vagus besteht darin sicherzustellen, dass die Herzfrequenz in einem angenehmen Bereich bleibt, wenn der Körper nicht unter Stress steht. Ohne den Vagusnerv wäre unsere Herzfrequenz weit von einem optimalen Wert entfernt.

Der Vagus ist direkt mit dem im letzten Kapitel erwähnten sinoatrialen oder Sinus-Knoten verbunden, der elektrische Signale zu den beiden Vorhöfen (den dünnwandigen Räumen über den Herzkammern) überträgt. Er ist auch direkt mit dem ebenfalls erwähnten atrioventrikulären oder AV-Knoten verbunden, der die Pumpgeschwindigkeit und den Kontraktionsdruck steuert, also den Druck, mit dem sich die Ventrikel (die beiden dickwandigen Herzkammern) zusammenziehen.

In Zeiten von Kampf oder Flucht – modern ausgedrückt: in Zeiten von Stress und/oder Angst – aktiviert das sympathische

Nervensystem die Herzfrequenz und den Kontraktionsdruck in den beiden Ventrikeln, den Herzkammern, damit mehr Blut durch den Körper gepumpt wird. Ist der Stress vorbei, setzt die sogenannte Phase des Ruhens und Verdauens ein und im Körper wird der Vagus aktiviert. Die parasympathischen Fasern des Vagusnervs verlangsamen die Herzfrequenz und senken aktiv den Kontraktionsdruck, mit dem eben noch mehr Blut durch den Körper gepumpt wurde. Diese Fasern fahren die Aktivität des Herzens herunter und ermöglichen es ihm, zur Ruhe zu kommen und sich von Stresszeiten und massiver Aktivierung zu erholen.

Die Erhaltung eines optimalen Blutdrucks

Der Blutdruck ist ausschlaggebend für die Menge der Flüssigkeit, die sich im Blutkreislauf befindet. Die Nieren filtern Flüssigkeit und Giftstoffe aus dem Körper und sind daher der wichtigste „Blutdruck-Manager" des Körpers. Der Vagus übermittelt Informationen zu und von den Nieren, um das Durchströmen von Wasser und Flüssigkeit innerhalb der sogenannten Glomeruli, der Grundfiltrationseinheiten der Nieren, und damit den Gesamtblutdruck im Körper steuern zu helfen. (Glomeruli sind Gefäßknäuel in der Niere, die den sogenannten Primärharn bilden, der im Wesentlichen ein noch unkonzentrierter Harn ist. Sie werden auch als „Nierenkörperchen" bezeichnet; Anm. d. Übers.)

Wenn der Körper unter Stress steht, werden Signale aus den Blutgefäßen (speziell aus einem knäuelartigen Gebilde an der Aufzweigung der linken und rechten Halsschlagader, dem *Glomus caroticum*) über den Vagusnerv und über sympathische

Nervenfasern hinauf zum Hirnstamm und zurück zu den Nieren übertragen. Die Nieren verengen daraufhin ihre Blutgefäße und erhöhen den Blutdruck durch Drosseln der Wassermenge, die aus dem Blutstrom gefiltert wird. Ist der Körper entspannt, erhalten die Nieren über denselben Weg das Signal, mehr Wasser herauszufiltern und den Blutdruck zu senken.

Hormone sind ebenfalls eng mit diesem Prozess verbunden und arbeiten mit dem Vagus und sympathischen Nervenfasern zusammen. Die direkte Überwachung erfolgt jedoch durch die Nerven, und die langsame, allmähliche Steuerung wird von Hormonen bestimmt.

Bluthochdruck ist eine sehr häufige Diagnose und die verschriebenen Medikamente wirken auf diesen Mechanismus ein. Bluthochdruck kann ein Zeichen dafür sein, dass die Stresshormone der Nebennieren und die durch den Sympathikus vermittelte Stressreaktion übermäßig aktiviert sind. Er ist auch ein sehr häufiges Zeichen einer Funktionsstörung des Vagus und eines mangelhaften Vagotonus.

Die Steuerung der vielen Aufgaben der Leber

Der Vagus übermittelt viele wichtige Informationen von der Leber und zurück zu ihr und „managt“ damit ihre fast 500 Aufgaben. Ich beschränke mich hier auf einige jener Funktionen, die allgemeiner bekannt sind.

Die Leber regelt, wohin das Blut im Körper fließt. In Stresszeiten, wenn der Körper in den sogenannten Kampf-oder-Flucht-Modus geht, wird die Durchblutung von Armen und Beinen erhöht, um die Muskelaktivität zu steigern, die es uns ermöglicht, einen Angriff abzuwehren oder vor ihm wegzulaufen. Die Durchblutung der Leber sinkt, da die Verdauung und die Filtration des Blutes während dieses Stress-Ereignisses für das Überleben nicht an erster Stelle stehen. Ist der Körper entspannt und befindet sich in der Phase des Ruhens und Verdauens, nimmt die Aktivität des Vagusnervs zu und die Durchblutung der Leber steigt. Dann haben Verdauung, Filtration des Blutes und andere Aufgaben Priorität, damit die Zellen optimal funktionieren.

Der Vagus steuert auch jene Leberzellen, die für die Bildung von Galle und Gallensalzen sowie für den Transport der Galle in die Gallenblase und den Dünndarm verantwortlich sind. Ist der Nerv aktiv, sind diese Zellen, die sogenannten Cholangiozyten, nachweislich aktiv und erhöhen den Gallenfluss in die Gallenblase zur Speicherung.

Die Galle erfüllt mehrere Aufgaben für die Leber und den Körper. Die Leber entgiftet fettlösliche Toxine über einen zweistufigen Prozess, durch den ein wasserlösliches Abfallprodukt entsteht, das freigesetzt werden muss. Die Galle nimmt diese Toxine auf, die nun harmlos sind und durch den Verdauungstrakt über den Stuhl ausgeschieden werden können. Der Stuhl ist nur einer von drei Wegen, auf denen Abfallprodukte den Körper verlassen. Die anderen beiden sind der Urin über die Nieren und der Schweiß über die Haut.

Die Gallensalze, die wirksame Komponente der Galle, haben eine andere Aufgabe. Wenn die Galle in den Dünndarm abgegeben wird, setzt sie Abfallprodukte und Gallensalze frei. Letztere werden für den Weg der Triglyzeride (Fettmoleküle) aus dem Verdauungstrakt durch die Enterozyten (die Zellen, die den Dünndarm auskleiden) ins Blut benötigt, da sonst eine Resorption von Fetten nicht möglich ist, was schlecht wäre, denn

Fette und Cholesterin haben zahlreiche wichtige Funktionen im Körper; außerdem käme es dann zu Fettstühlen. Die Rolle des Vagus besteht in diesem Fall darin, die Cholangiozyten zu aktivieren und den Gallenfluss aus der Leber in die Gallenblase sowie von dort in den Dünndarm zu eröffnen und die Fettresorption durch die Enterozyten zu gewährleisten.

Die Entleerung der Gallenblase aktivieren

Hat die Leber Galle gebildet und die Cholangiozyten haben sie in die Gallenblase gebracht, wird sie gespeichert und reift – fast wie ein edler Wein –, bis sie gebraucht wird. Beim Essen senden die Geschmacksknospen auf der Zunge und im Mund Signale ans Gehirn, um den Körper über die Makronährstoffe zu informieren, die sie mit jedem Bissen wahrnehmen. Wenn das Zentralnervensystem signalisiert, dass Fette aufgenommen werden, gibt der Vagus an Leber und Gallenblase weiter, dass bald Galle benötigt wird.

Daraufhin werden die glatten Muskelzellen in der Wand der Gallenblase aktiviert und die Galle wird zur Fettverdauung über den Gallengang in den Dünndarm ausgeschüttet. Ohne das Signal des Vagus bleibt der notwendige Gallenfluss aus – man spricht dann von einer obstruktiven Cholestase, einem Gallenstau durch eine Verengung, oder einen vollständigen Verschluss (Obstruktion) im Bereich der Gallenwege.

Eine der häufigsten Operationen, die in nordamerikanischen Krankenhäusern durchgeführt werden, ist die sogenannte Cholezystektomie, die Entfernung der Gallenblase. Eine solche Maßnahme aufgrund eines vollständigen Verschlusses, etwa durch Gallensteine, ist oft das Erste, was Patienten angeboten wird, bei denen sich die mit einer obstruktiven Cholestase einhergehenden Schmerzen einstellen. Leider bekommen die meisten Patienten keine Chance, die diesem Problem zugrunde liegende Ursache herauszufinden.

Gallensteine sind eine schmerzhafte Angelegenheit, die sich negativ auf die Gallenblase auswirken können. Sie bilden sich dort im Zuge eines langen Zeitraums von geringer Vagusaktivität, wodurch eine hinreichende Freisetzung von Galle und Gallensalzen verhindert wird. Eine lange Verweildauer in diesem Speicherorgan führt schließlich zur Kristallisation und Steinbildung und ist ein Frühzeichen einer Funktionsstörung des Vagus. Unter klinischer Überwachung können solche Fälle, wenn sie früh erkannt werden, nachweislich dazu führen, dass sehr kleiner Gallengrieß von selbst abgeht, wenn der Vagus wieder besser zu arbeiten beginnt. Manche der Übungen und Therapien zur Aktivierung des Vagusnervs, von denen in den folgenden Kapiteln die Rede sein wird, können sehr hilfreich sein für all jene, die von Schmerzen durch einen Gallenstau und die Bildung von Gallensteinen betroffen sind.

Hunger und Sättigung

Die Sättigung ist dann erreicht, wenn das Gehirn entsprechende Signale vom Vagus erhält. Um satt zu sein, müssen Signale aus der Leber kommen, dass der Körper über genügend Fett, Proteine und Kohlenhydrate verfügt. Der Kohlenhydrat- und der Fettstoffwechsel spielen sich in der Leber ab.

Hinsichtlich des Kohlenhydratstoffwechsels läuft folgende Steuerung über die Vermittlung durch den Vagusnerv ab: Wenn der Blutzuckerspiegel sinkt, werden die afferenten, zum

Gehirn laufenden Vagusfasern vermehrt aktiv und signalisieren dem Gehirn, dass die Leberzellen mehr Kohlenhydrate benötigen. Diese Bahn meldet jedoch keine plötzlichen Veränderungen des Blutzuckerspiegels; diese werden direkt im Gehirn wahrgenommen.

Das Hormon GLP-1 (von engl. *glucagon-like peptid,* ein dem Glukagon ähnliches Peptid) wird vom Dünndarm als Reaktion auf einen erhöhten Blutzuckerspiegel freigesetzt, was der Körper als Sättigung interpretiert. Ein sinkender GLP-1-Spiegel wird dem Vagus gemeldet, der daraufhin den Blutzucker langsam senkt. Viele Pharmafirmen stellen jetzt Medikamente her, deren Wirkmechanismus zur Regelung des Hungergefühls auf die GLP-1-Bahn abzielt; dafür kann der Körper jedoch selbst durch die Aktivierung des Vagusnervs sorgen.

Der Vagus bietet eine andere Bahn zur Erzeugung von Sättigungsgefühlen: Nach einer Mahlzeit schicken vagale afferente Neuronen bezüglich der in der Leber angekommenen Fettmengen, insbesondere der Triglyzeride und der Linolsäure, Informationen an das Gehirn. Daraufhin wird die Vagusfunktion aktiviert und sendet dem Gehirn ein Signal, das zu einem Sättigungsgefühl sowie beim Esser zu dem Wunsch führt, mit dem Essen aufzuhören. Arbeitet der Vagus effektiv, dauert es nicht einmal 15 bis 20 Minuten, bis man sich nach einer Mahlzeit gesättigt fühlt. Wenn Sie jemanden kennen, der kein Sättigungsgefühl entwickelt und auch nach einer umfangreichen Mahlzeit weiterhin Hunger hat, dann leidet dieser Mensch an einer Funktionsstörung des Vagus.

Blutzucker und Insulinspiegel

Insulinresistenz – die verminderte oder aufgehobene Wirkung des Hormons Insulin – und Diabetes vom Typ II nehmen rasant zu. Übergewicht und ein Diabetes aufgrund durch Fettleibigkeit (im Englischen gibt es mit *diabesity* dafür einen eigenen Begriff, der sich zusammensetzt aus *diabetes* und *obesity* – engl. für Fettleibigkeit; Anm. d. Übers.) gehören zu den Hauptsymptomen einer ungesunden Lebensweise. Probleme mit dem Gewicht und der Steuerung des Blutzuckers sind wesentliche Anzeichen dafür, dass im Körper etwas nicht optimal läuft.

In Stresszeiten verschiebt der Körper sein Gleichgewicht in Richtung des sympathischen Nervensystems (Sympathikus) und setzt mehr Stresshormone aus der Nebenniere frei, insbesondere Kortisol. Die primäre Wirkung von Kortisol ist die Erhöhung des Blutzuckers durch Stimulierung der sogenannten Gluconeogenese; in diesem Prozess wird neue Glukose aus Fett und Proteinen gebildet, die beide in der Leber gespeichert sind.

Kurzfristig ist der Einsatz des Sympathikus wichtig, um alle Körperfunktionen aufrecht zu erhalten und uns das Überleben zu ermöglichen. Dieses Kampf-oder-Flucht-System entwickelte sich als Reaktion auf Bedrohungen des Lebens von außen – denken Sie an unsere Vorfahren, die vor dem Säbelzahntiger flüchten mussten. In einer solchen Situation, wenn uns eine Belastung bevorsteht (wobei diese heute nicht mehr durch den Säbelzahntiger, sondern durch die Stressfaktoren des modernen Lebens verursacht wird, die Reaktion unseres Körpers jedoch immer noch der unserer Vorfahren entspricht; Anm. d. Übers.), muss der Körper in den Überlebensmodus wechseln. Wir müssen entweder dagegen ankämpfen oder so schnell wie möglich die Flucht ergreifen.

Für die Unterstützung der Kampf-oder-Flucht-Reaktion brauchen unsere Skelettmuskeln erhebliche Ressourcen zur Energiebildung – vorzugsweise die schnellstmöglich wirksame und am leichtesten zugängliche Möglichkeit, Zellenergie zu erzeugen –, durch die wir die Bedrohung überleben können. Für den Kurzzeitbedarf an Energie kann der Körper über die Gluconeogenese schnell Glukose bilden und ins Blut freisetzen. Der Sympathikus lenkt den Blutfluss rasch in die Arm- und Beinmuskulatur um, damit wir besonders stark und schnell sind, und zieht ihn dafür aus dem Verdauungstrakt und den Nieren ab. Dann können wir unsere Muskeln wirksam einsetzen, um die Bedrohung zu bekämpfen oder so schnell wie möglich davor wegzulaufen.

Das Problem bei diesem System besteht darin, dass es oft länger als unbedingt nötig aktiv ist. Bei chronischem Stress, dem wir am Arbeitsplatz und zu Hause ausgesetzt sind, bei Geldsorgen, in Beziehungen zu Freunden und Familie sowie aufgrund biochemischer Stressfaktoren und unterschwelliger Infektionen bleibt unser Körper erheblich länger als nötig im Kampf-oder-Flucht-Modus und wir kehren nicht in den Zustand des Ruhens und Verdauens zurück, in dem vorwiegend das parasympathische Erholungssystem aktiv ist. Wenn man nicht wieder zu diesem Zustand zurückkehren kann, muss die Leber ständig Glukose bilden, was auf längere Sicht zu einem höheren Blutzuckerspiegel führt. Als Reaktion darauf wird die Bauchspeicheldrüse (Pankreas) aktiviert und muss Insulin bilden. Insulin ist der Botenstoff, der jeder unserer Zellen signalisiert, dass sie Glukose aus dem Blut in die Zellen aufzunehmen und sie zur Energiebildung zu verwenden haben.

So verarbeiten wir Insulin

Ich stelle mir Insulin gerne als Pfadfinderinnen vor, die hin und wieder vorbeikommen, an die Tür klopfen und Kekse anbieten. Überträgt man dieses Bild auf die Muskelzellen (die für die vielen Häuser in Ihrem Viertel stehen), dann kommt jedes Mal, wenn der Blutzuckerspiegel steigt, Insulin vorbei und „klopft an". Im Idealfall kommen die Pfadfinderinnen ein- oder zweimal am Tag, klopfen an die Tür und das auch nicht besonders laut. Auf den Körper übertragen hat die Tür die Rolle des Insulinrezeptors auf der Muskelzelle. Jedes Mal, wenn „es klopft", machen Sie auf und akzeptieren die Leckerei gerne, die Ihnen angeboten wird. Anfangs reagieren Sie auf das Klopfen an Ihrer (echten) Tür genauso wie die Zellen idealerweise auf Insulin reagieren und die „Tür öffnen".

Wenn es aber zu Blutzuckeranflutungen und sehr hohen Blutzuckerspitzen kommt, dann trommeln die Pfadfinderinnen mit aller Kraft gegen die Tür, da sie die Kekse so schnell wie möglich bei Ihnen abliefern müssen, um zum nächsten Haus gehen zu können und es dort genauso zu machen. Das passiert dann, wenn die Pfadfinderinnen einen ganzen Wagen voller Kekse haben und alle so schnell wie möglich loswerden müssen, bevor schon die nächste Lieferung kommt. Ich stelle mir vor, dass sie wohl aufdringlich wären und verlangen würden, dass Sie gleich mehrere Schachteln abnehmen und nicht nur Ihre übliche Bestellung. Ab und zu wäre das auch in Ordnung, und Sie würden sich dadurch nicht unter Druck gesetzt oder verärgert fühlen. Es würde jedoch zu einem Problem werden, wenn sie drei-, vier- oder sogar fünfmal täglich an Ihre Tür trommeln. Wenn sich das dann eine Woche lang jeden Tag so abspielen würde, dann würden Sie wahrscheinlich ungehalten werden. Schließlich würden Sie auch gar nicht mehr zur Tür gehen wollen. Sie wären ebenso resistent gegenüber den Pfadfinderinnen geworden wie Ihre Zellen gegenüber dem Insulin resistent werden.

Wenn unsere Zellen insulinresistent sind, öffnen sie die Tür einfach nicht mehr und nehmen kein Insulin mehr an. Das führt zu einem höheren Insulinspiegel und zu einem höheren Blutzuckerspiegel.

Tritt dieses Problem bei jedem Haus in Ihrer Straße auf und dann bei jedem Haus in Ihrer Nachbarschaft, dann haben die Pfadfinderinnen schließlich keine andere Wahl, als nicht mehr in Ihre Gegend zu kommen. Da ihre Verkaufszahlen sinken, schicken die Zulieferer keine Kekse mehr und lagern sie stattdessen ein. Diese Lagerstätte steht für unsere Fettspeicherzellen, die Adipozyten oder das Fettgewebe. Das Gewebe gibt es überall im Körper, doch der Körper hat das meiste davon höchst wirksam um die Körpermitte platziert – am Bauch. So können Arme und Beine in Zeiten von Kampf und Flucht funktionieren, wenn trotzdem Muskelkraft erforderlich ist.

Diese Analogie, wenn die Pfadfinderinnen nicht mehr bei Ihnen und auch nicht mehr in Ihrer Umgebung anklopfen, bedeutet, dass der Insulinvorrat vollkommen erschöpft und nicht mehr wirksam ist. Dann haben wir es mit Diabetes vom Typ II zu tun, der auftritt, wenn die Bauchspeicheldrüse ausgebrannt ist, nachdem sie über eine so lange Zeit so viel Insulin bilden musste. Sie konnte all die Anflutungen von Blutzucker nicht mehr bewältigen und stellt daher ihre Arbeit ein. Den betroffenen Patienten werden dann oft Medikamente verschrieben, die entweder die Empfindlichkeit gegenüber Insulin stimulieren, oder sie müssen Insulin spritzen, um ihren Blutzuckerspiegel im Zaum zu halten. Ausgangspunkt für dieses Problem sind oft chronischer Stress, ständiges übermäßiges Essen sowie eine sehr zuckerhaltige Ernährung; sie gehören zu den häufigsten Ursachen für die Entwicklung von Fettleibigkeit, Insulinresistenz und Diabetes.

Und was hat nun all das mit dem Vagusnerv zu tun? Wie schon besprochen, steht unser Körper oft langfristig und sogar chronisch unter Stress, was zur Inaktivität und Funktionsstörung des Vagusnervs führt. Unter optimalen Bedingungen sollte sich der Körper jedoch die überwiegende Zeit im Zustand des Ruhens, Verdauens und der Erholung befinden, der Vagusnerv also aktiv sein. Dadurch erhöht sich die Empfindlichkeit gegenüber Insulin und die Leber kann die Gluconeogenese reduzieren. Die Lebertätigkeit verschiebt sich dann hin zur Verdauung und zur Filtration von Toxinen aus dem Blut. Und der Vagus fordert die Leber zur Bildung eines entsprechenden Signalmoleküls auf (HISS für engl. *hepatic insulin sensitizing substance*), das die Insulinsensibilität erhöht und die Glukosespeicherung in den Muskeln steigert.

Wichtig ist, daran zu denken, dass ein niedrigerer Blutzuckerspiegel für die Aktivierung des Systems von Ruhe und Verdauung und für die Erhöhung der Insulinsensibilität benötigt wird. Der aktivierte Vagusnerv ist auch in hohem Maße an der Steuerung des Blutzuckerspiegels über die Bauchspeicheldrüse verantwortlich, die ein wesentlicher Auslöser bei der Bildung und Sekretion von Insulin ist.

Die Inselzellen der Bauchspeicheldrüse bilden und sezernieren Insulin als Reaktion auf einen steigenden Blutzuckerspiegel – steigt der Blutzuckerspiegel, steigt auch die Insulinausschüttung. Eine Blutzuckerspitze, also ein besonders hoher Wert, führt unmittelbar zu einer besonders hohen Insulinausschüttung, und sich ständig wiederholende Spitzen führen zu einer Insulinresistenz – denken Sie an die Analogie zu den Pfadfinderinnen: Sie machen ihnen die Tür einfach nicht mehr auf – und schließlich zu Diabetes, wie bereits beschrieben. Ein Hormon, das Cholecystokinin (CCK), das nach einer Mahlzeit im Darm sezerniert wird, triggert den Vagus direkt an, der später den Inselzellen signalisiert, dass sie Insulin nach Bedarf ausschütten sollen.

Der Vagus muss optimal funktionieren, damit eine ordnungsgemäße Signalübertragung vom Darm zum Gehirn und vom Gehirn zur Bauchspeicheldrüse gewährleistet ist. Ist das nicht der Fall, kommt es mit der Zeit zu einem Krankheitszustand aufgrund einer dauerhaft gestörten Signalgebung. Wir müssen in der Lage sein, das parasympathische System, den Vagus, regelmäßig zu aktivieren, um einer Insulinresistenz und schließlich einer Fehlregulation sowie Diabetes vorzubeugen.

Die Steuerung der Freisetzung von Verdauungsenzymen aus der Bauchspeicheldrüse

Das Pankreas, die Bauchspeicheldrüse, ist nicht nur an der Steuerung des Blutzuckerspiegels beteiligt, das Organ ist nach einer Mahlzeit auch in hohem Maße für die Bildung und Sekretion von Verdauungsenzymen in den Dünndarm verantwortlich.

Beim Essen informieren die Geschmacksknospen und die sensorischen Zellen im Dünndarm das Gehirn durch Signale über die spezifischen Makronährstoffe, die in der Mahlzeit enthalten sind. Enthält sie Proteine, Fette und / oder Kohlenhydrate? Wie viel davon ist in den Verdauungstrakt gelangt und wie schnell? Sind diese Fragen geklärt, signalisiert der Vagus der Bauchspeicheldrüse, dass bestimmte Verdauungsenzyme –

Proteasen, Lipasen und Amylasen – zur Aufspaltung dieser Makronährstoffe auszuschütten sind, die die Verdauung und schließlich die bestimmungsgemäße Verwendung dieser Nährstoffe durch die Zellen ermöglichen.

Als Reaktion auf mehr Proteine sezerniert die Bauchspeicheldrüse Protease zur Aufspaltung der Bindungen zwischen den Aminosäuren, aus denen die Proteine bestehen. Als Reaktion auf mehr Fette werden Lipasen ausgeschüttet zur Aufspaltung von Triglyceriden in Cholesterin und freie Fettsäuren. Und zu guter Letzt wird als Reaktion auf mehr Kohlenhydrate Amylase zur Aufspaltung komplexer Kohlenhydrate in Einfachzucker freigesetzt.

Ohne diesen Prozess wäre unser Körper nicht in der Lage, die für die Zellfunktion benötigten wichtigen Makronährstoffe zu resorbieren. Aminosäuren sind hauptsächlich an der Bildung neuer Proteine in den Zellen beteiligt, zu denen Protein- und Peptidhormone, Neurotransmitter, Rezeptoren und bestimmte intrazelluläre Signalmoleküle gehören. Die freien Fettsäuren und die Einfachzucker werden vorwiegend zur Energiegewinnung eingesetzt, während der Cholesterinanteil der Fette als Vorläufersubstanzen für Steroidhormone wie Östrogen, Testosteron und Kortisol dienen. Alle diese Moleküle sind für die Zellfunktion unerlässlich, also muss die Bauchspeicheldrüse optimal funktionieren, damit gewährleistet ist, dass die Moleküle auch im Körper ankommen.

Die motorische Darmfunktion regulieren

Den Transport der Nahrung von einem bis zum anderen Ende des Verdauungstrakts zu steuern, also vom Mund zum Enddarm, ist eine wichtige Aufgabe des Vagusnervs. Wenn wir einen Bissen in den Mund stecken, zerkleinern wir ihn durch Kauen so lange, bis er geschluckt werden und seinen Weg durch den weiteren Verdauungstrakt nehmen kann.

Sobald der Speisebrei, fachsprachlich Bolus genannt, am hinteren Teil des Mundes – dem Rachen – ankommt, hat der Vagus die Aufgabe, ihn in den nächsten Abschnitt zu schieben. Dazu müssen die Sensoren und die Muskulatur des Verdauungstrakts ordnungsgemäß funktionieren. Jeder Bissen, der hinten im Hals ankommt, löst in den glatten Muskeln einen Dehnungsreflex aus, der dem Hirnstamm über den Vagus signalisiert, wo sich der Bolus befindet. Die Reaktion des Vagus ist ein Signal an die glatten Muskelzellen, motorisch aktiv zu werden und ihn nach unten weiterzuschieben. Diesen Prozess bezeichnet man als Peristaltik.

Diese scheinbar einfache Funktion ist in Wirklichkeit sehr komplex und unerlässlich, da der Verdauungstrakt ziemlich lang ist. Die Bewegung entlang des Verdauungstrakts ist erforderlich, damit wir Nährstoffe aus unserer Nahrung gewinnen und alle unerwünschten „Gäste“ loswerden können.

Ein unzureichender Vagotonus kann die zugrunde liegende Ursache des gestörten Transports von Speisebrei durch den Verdauungstrakt sein. Die chronische Verstopfung sowie chronische Durchfälle sind sicherlich Anzeichen dafür, dass der Vagotonus schwach ist und es an der notwendigen Aktivierung der entsprechenden Muskeln mangelt. Zu den wichtigsten

Aspekten, die dieses Problem verursachen, gehört, dass wir unsere Nahrung nicht gut genug kauen, dass wir nicht in Ruhe, sondern viel zu schnell essen. Ich bezeichne das als „Durchlauf-Effekt", da wir unser Essen in aller Eile hinunterschlingen, während um uns herum Stress herrscht. Wir versuchen, einen Prozess von Ruhe und Verdauung zu aktivieren, während wir uns in einem Zustand von Kampf oder Flucht befinden.

Für den Moment ist es wichtig, zu verstehen, dass die Nahrung diesen Weg – vom Rachen in die Speiseröhre, durch den Magen, in alle drei Abschnitte des Dünndarms und entgegen der Schwerkraft durch den aufsteigenden und quer verlaufenden Dickdarm – ohne einen ordnungsgemäß funktionierenden Vagusnerv nicht zurücklegen kann.

Die Aktivität des Immunsystems regulieren

Denken Sie einmal darüber nach, ob Sie mit einem Auto fahren würden, dessen Bremsen nicht funktionieren. Ein Auto hat die wichtige Aufgabe, Sie sicher von A nach B zu bringen, und Ihr Immunsystem hat die wichtige Aufgabe, Sie vor eindringenden Zellen und Proteinen zu schützen. Und genauso wie ein Auto ein Kontroll- und Überwachungssystem braucht – etwa die Bremsen –, brauchen die Immunzellen des Körpers eine ähnliche Einrichtung, die sie kontrolliert und überwacht.

Ohne seine „Bremsen" kann das Immunsystem Amok laufen und körpereigene Zellen angreifen, was zu Autoimmunerkrankungen führen kann; es kann sogar den Angriff auf einzelne entartete Zellen einstellen (die es unter den vielen Milliarden von Zellen in jedem Körper gibt, die aber normalerweise von den Immunzellen unschädlich gemacht und beseitigt werden; Anm. d. Übers.), und das führt dann zu Krebs. Ohne funktionierende Bremsen kann ein Auto eine sehr gefährliche Waffe sein. Ohne ein System, das es in Schach hält, kann das Immunsystem ebenfalls recht gefährlich werden. Und hier kommt der Vagusnerv ins Spiel.

Das Immunsystem – ein Überblick

Das Immunsystem ist das Abwehrsystem des Körpers. Es schützt Sie vor Eindringlingen und unerwünschten Toxinen, die zu Krankheiten führen können, was auch oft der Fall ist. Zu diesem System gehören weiße Blutkörperchen, die Sensoren aussenden, um das Vorliegen von Eindringlingen im Körper zu überprüfen. Unter optimal funktionierenden Bedingungen wandern sie im Blut umher, spüren Proteine und Organismen auf, die in den Körper gelangt sind und schicken Signale zu anderen Immunzellen, deren Aufgabe es ist, diese Eindringlinge zu entfernen.

Es gibt zahlreiche unterschiedliche Arten von weißen Blutkörperchen im Immunsystem, die Leukozyten, zu ihnen gehören die Monozyten, Makrophagen, Neutrophilen, Mastzellen und dendritischen Zellen, die kollektiv als Phagozyten bezeichnet werden, sowie die Basophilen, Eosinophilen, Lymphozyten (T-Lymphozyten und B-Lymphozyten) und die natürlichen Killerzellen.

„Phagozyten“ sind im wörtlichen Sinn „Fresszellen“. Wenn sie tote oder absterbende menschliche Zellen, unerwünschte Bakterien und gefährliche Proteine erkennen, die nicht in den Körper gehören, werden sie aktiv und beginnen diese buchstäblich zu „verschlingen“, fachsprachlich sagt man, sie umfließen sie, und es kommt zu einem Prozess, der als Phagozytose bezeichnet wird. Sie bauen diese Eindringlinge zu Zelltrümmern ab, die später in den Immunorganen und der Leber aus dem Blut gefiltert werden. Jeder Phagozyt nimmt unterschiedliche Eindringlinge wahr und baut sie anders ab, doch alle diese Zellen sind für ein wirksames, ausgeglichenes und funktionierendes Immunsystems unerlässlich.

Außer den Phagozyten sind auch Mastzellen in hohem Maße an Allergien und akuten allergischen Reaktionen des Immunsystems beteiligt, der sogenannten Anaphylaxie, da sie histaminreiche Granula (Körnchen) enthalten und freisetzen. (Histamin ist ein Gewebshormon; Anm. d. Übers.) Diese Granula sind wahrscheinlich bei Menschen übermäßig aktiv, die mit chronischen Allergien und ähnlichen Reaktionen zu tun haben. Mastzellen sind nachweislich bei einer Autoimmunität hochaktiv und sorgen dafür, dass wir die Symptome der Erkrankung zu spüren bekommen. Sie gehören zu den wenigen Immunzellen, die sowohl im Darm als auch im Gehirn vorkommen. Übermäßig aktive Mastzellen im Gehirn steigern die Schmerzempfindlichkeit der Gehirnnerven und führen zu Entzündungsherden; ebenso ist es im Darm. Wenn diese Zellen dort aktiv werden, steigern sie die Schmerzempfindlichkeit der Darmnerven und führen in ihrem Umfeld zu Entzündungen, wodurch die normale Darmbewegung, die Peristaltik, beeinträchtigt wird. Wie wir im Folgenden besprechen werden, ist der Vagusnerv maßgeblich an ihrer Steuerung beteiligt, und daher kann eine übermäßige Mastzellaktivität ein Auslöser für die Funktionsstörung des Vagus sein.

Die Basophilen sind für Entzündungsreaktionen während einer Immunreaktion verantwortlich und – wie die Mastzellen – an Krankheiten beteiligt, die allergische Symptome wie die Anaphylaxie, Asthma, die atopische Dermatitis (allgemein als Neurodermitis bezeichnet) und Heuschnupfen verursachen.

Getriggert werden sie sowohl durch Parasiten als auch durch Allergien, die beide häufig auftreten können; Eintrittspforte ist der Verdauungstrakt oder eine geschädigte Haut.

Die Eosinophilen sind für die Reaktion auf Parasiten und Infektionen sowie für deren Bekämpfung verantwortlich. Wie die Basophilen sind sie nachweislich auch an Allergien und Asthma beteiligt. Geringgradige, chronische Infektionen mit Parasiten oder Bakterien können zu einer übermäßigen Stimulierung der Eosinophilen führen und, wie eben erwähnt, asthmatische und allergische Symptome auslösen. In den meisten Fällen werden wir von diesen Infektionen beeinträchtigt, deren Erreger über den Verdauungstrakt in den Körper gelangen.

Die natürlichen Killerzellen sind die wichtigsten Zellen, die an der Bekämpfung von Viren und eines Tumorwachstums im Körper beteiligt sind. Sie brauchen keine Signalgeber, um menschliche Zellen von Zellen der Eindringlinge zu unterscheiden, daher der Name „natürliche Killerzellen". Ist ihre Funktion gestört, kann das zu einem Tumorwachstum führen, und der Körper ist nicht mehr so gut in der Lage, das Krebswachstum zu erkennen und zu bekämpfen.

Zur Erledigung ihrer Aufgabe bildet die überwiegende Mehrheit der Leukozyten Signalgeber, die im inneren Milieu des Körpers umherstreifen. Diese werden Antikörper oder Immunglobuline genannt. Es gibt fünf Arten von ihnen: Immunglobulin A (IgA), IgE, IgG, IgM und IgD. Sie unterscheiden sich alle in ihrer Funktion und signalisieren den entsprechenden Leukozyten in unterschiedlicher Geschwindigkeit, dass sie reagieren müssen.

IgG ist der vorherrschende Signalgeber und befindet sich auf der Oberfläche reifer Immunzellen. Seine Aufgabe ist es, körperfremde Zellen und Proteine zu erkennen und eine Bahn zu aktivieren, die zu einem Entzündungsgeschehen und einer Immunaktivierung führen.

IgA ist der zweithäufigste Signalgeber und eine spezifische IgA-Untergruppe (sekretorisches IgA genannt) wird in die Körperflüssigkeiten wie Muttermilch, Speichel und die Sekrete des Verdauungstrakts ausgeschüttet. Dieses sekretorische IgA ist wichtig für die Erkennung potenzieller Bedrohungen im Verdauungstrakt, inklusive dem Mund. Ein hoher IgA-Spiegel signalisiert das Vorliegen von Bakterien, Viren, Parasiten und Hefepilzen, wogegen ein niedriger IgA-Spiegel ein Zeichen für eine Funktionsstörung des Immunsystems aufgrund der chronischen Aktivierung dieser Erreger ist. Ich messe den IgA-Spiegel bei meinen Patienten, um den aktuellen Status ihrer Immunfunktion und der Aktivierung zu bestimmen; das ist eine sehr wichtige und nützliche Möglichkeit, die in der funktionellen Medizin häufig eingesetzt wird.

IgM, IgE und IgD sind weitaus seltener. Sie befinden sich auf der Oberfläche reifer Immunzellen und haben eine ähnliche Funktion wie IgG.

Das System, das die Immunzellen in Schach hält, wird durch den Vagusnerv vermittelt. Für den Start eines wichtigen Pfades, der cholinergen entzündungshemmenden Bahn, die, wenn sie aktiv ist, das Immunsystem unter Kontrolle hält und bei Bedarf bremst, muss der Vagusnerv ordnungsgemäß funktionieren. Die Immunorgane, wie Thymus, Milz und Darm, die vom Vagus innerviert werden, sind in hohem Maße an der Aktivierung dieser Bahn beteiligt. Bevor Sie mehr über die Bahn selbst erfahren, ist es wichtig, dass Sie die Funktionsweise dieser wichtigen Organe im Immunsystem kennenlernen.

Der Thymus ist das primäre lymphatische Organ. Er ist hauptsächlich für die Ausreifung und Differenzierung der T-Lym-

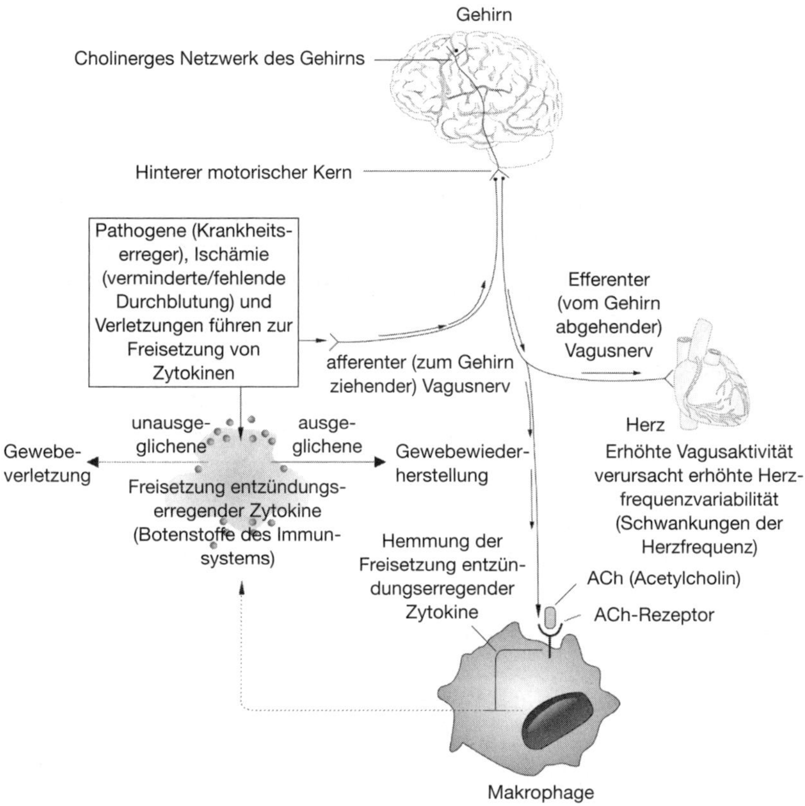

phozyten (auch T-Zellen genannt) verantwortlich, der weißen Blutzellen (Leukozyten), die fremde Eindringlinge ausfindig machen und zerstören. Der Vagus schickt einen Ast zum Thymus, der ihn aktiviert, wohingegen sympathische Nervenfasern, die zu diesem Organ ziehen, es deaktivieren können. Im Durchschnitt ist der Thymus voll funktionstüchtig, bis wir in die Pubertät kommen, dann beginnt er zu schrumpfen und sowohl seine Größe als auch seine Funktion nehmen ab. Dies wird als „Involution", als Rückbildungsprozess des Thymus bezeichnet. Laut neuerer Forschungen können unsere stressbelastete Lebensweise sowie die übermäßige Aktivierung des sympathischen Astes dazu führen, dass die Deaktivierung des

Thymus bereits in einem früheren Alter einsetzt. Man nimmt an, dass das eine grundlegende Ursache von Autoimmunerkrankungen sowie eines erhöhten Infektionsrisikos durch Bakterien, Viren und andere Eindringlinge ist.

In einem frühen Lebensabschnitt lernt und wächst unser Immunsystem mit dem Ziel, ein System hervorzubringen, das uns, wie bereits erwähnt, vor Infektionen durch Bakterien, Viren und anderen Eindringlingen schützt, die in unserem Körper nichts zu suchen haben. Es ist ein dynamisches System, eines, das für diese Aufgabe jahrelang trainiert und vorbereitet wurde. Eine Überstimulierung des Thymus kann über parasympathische Fasern auftreten und zu übermäßigem Wachstum dieses Organs führen; das geschieht jedoch nicht sehr häufig. Das weitaus häufigere Problem ist, dass es zu einer stärkeren Aktivierung des Sympathikus kommt und der Thymus dadurch tatsächlich vorzeitig deaktiviert wird.

So lange Sie einen starken, funktionstüchtigen Thymus haben, ist Ihr Körper während seiner Entwicklung geschützt. Der Thymus fungiert als Schul- oder Trainingseinrichtung für Immunzellen, also für die „Polizisten“ des Körpers. Solange diese „Ausbildungsstätte“ aktiv ist und und gut versorgt wird, bringt sie weiterhin vollständig ausgebildete und hochintelligente „Polizisten“ hervor, die unsere Zellen schützen. Lässt die Funktionsfähigkeit nach, verlassen weniger und schlechter ausgebildete Polizisten die „Schule“, das Schutzniveau sinkt und damit werden wir einem viel höheren Infektionsrisiko durch Eindringlinge ausgesetzt.

Das verdeutlicht, warum unser Infektionsrisiko im Laufe des Lebens steigt und es veranschaulicht auch, warum das Risiko von Autoimmunerkrankungen nach besonders stressbelasteten Ereignissen in unserem Leben höher ist. Bei einer Autoimmunerkrankung mangelt es den Immunzellen an der Unterscheidungsfähigkeit zwischen den von außen eindringenden Fremdkörpern und den körpereigenen Zellen. Da wir im Laufe unseres Lebens immer wieder stressbelasteten Situationen ausgesetzt sind und es damit zu einer Überaktivierung des Sympathikus kommt und mit zunehmendem Alter die Wahrscheinlichkeit steigt, dass wir solche Lebenssituationen schneller als stressbelastet empfinden, steigt auch die Wahrscheinlichkeit von Autoimmunerkrankungen wie Hashimoto-Thyreoiditis, rheumatoide Arthritis, Multiple Sklerose, Morbus Crohn, Colitis ulcerosa und vielen anderen.

Die Milz ist die nächste Kontrollstation für die Zellen des Immunsystems. Stellen Sie sich dieses Organ als Filter vor für die Leukozyten, die weißen Blutzellen, und für die Erythrozyten, die roten Blutzellen. Sie gewährleistet, dass sich nur „qualifizierte und bestens ausgebildete" Immunzellen im Blutstrom und in anderen Körpergeweben befinden. Sie filtert alle Zellen heraus, die nicht mehr optimal funktionsfähig sind und entfernt sie. Die Milz arbeitet als Kontroll- und Überwachungsstation für die Immunzellen des Blutstroms. Bei optimaler Funktion stellt sie sicher, dass uns das Immunsystem vor Eindringlingen schützt und nicht erkennbar gegen die körpereigenen Zellen zu Felde zieht. Der Vagusnerv leitet Informationen zwischen dem Zentralnervensystem hin und her, damit der Körper weiß, welche Zellen aus dem Blut herausgefiltert werden.

Wie beim Thymus und so vielen anderen Organen wird der Parasympathikus benötigt, damit die Milz aktiv ist, wohingegen der Sympathikus ihre Tätigkeit vorübergehend senkt oder abschaltet. Anhaltender Stress oder die Aktivierung der sympathischen Äste führt zweifellos zu einer chronisch verringerten Milzfunktion und diese wiederum zu einem mangelhaften

Herausfiltern der Leukozyten und Erythrozyten. Damit steigt die Wahrscheinlichkeit von Autoimmunerkrankungen, da die „patrouillierenden" minderqualifizierten „Polizisten" nicht in Schach gehalten werden und nicht in der Lage sind, zwischen Eindringlingen und körpereigenen Zellproteinen zu unterscheiden.

Wenn ein Schadensereignis im Körper auftritt oder wenn Eindringlinge entdeckt werden, schätzen jene Immunzellen die Bedrohung ein, die sich am nächsten an diesem Gebiet befinden, und sie setzen Proteine ein, die sogenannten Zytokine, um zusätzliche Zellen zur Unterstützung der Immunreaktion anzufordern. Diese Zytokine werden von den afferenten Neuronen des Vagus aufgespürt, die dem Gehirn Informationen über die Art der Entzündung signalisieren, die sich gerade zusammenbraut. Neuere Forschungen haben sogar nachgewiesen, dass der Vagus Zytokine voneinander unterscheiden kann.

Der Darm ist die häufigste Eintrittspforte für Eindringlinge in den Körper, daher befindet sich die überwiegende Mehrheit unserer Immunzellen in der Darmschleimhaut. Sie sind in kleinen Taschen über den Verdauungstrakt verteilt, und wir bezeichnen sie als darmassoziiertes lymphatisches Gewebe (GALT, von engl. *gut-associated lymphoid tissue*). Die Aufgaben, die der Vagus im Darm zu erfüllen hat, sind recht umfangreich und notwendig für eine optimale Gesundheit. Er unterstützt die Regulierung der Immun- und Entzündungsreaktionen, ermöglicht es uns, Erinnerungen zu bilden sowie Informationen zwischen den Darmbakterien und dem Gehirn auszutauschen. Diese Funktionen werden in den nächsten drei Abschnitten besprochen.

Die Regulierung von Entzündungsherden im Darm

Im Hinblick auf den Einfluss, den der Vagus auf die Immunreaktionen im Darm hat, geht es nun um die wahrscheinlich wichtigste Aufgabe dieses Nervs – die Informationsübermittlung über die cholinerge entzündungshemmende Bahn. Über diese Bahn schickt der Vagus Signale an die Zellen des Immunsystems im ganzen Körper, doch besonders starke Signale werden mithilfe des Neurotransmitters Acetylcholin (ACh) in den Darm übermittelt. Diese Signale sollen die Immunaktivierung herunterfahren und die Entzündungsherde verringern.

Die afferente Aktivität im Thymus und in der Milz, die Signale zum Gehirn sendet, sorgt nachweislich dafür, dass sich als Reaktion auf Stressfaktoren, einschließlich des Lipopolysaccharids (LPS, chemische Verbindung, die Zucker- und Lipideinheiten besitzt), ein Toxin vermehrt, das durch eine von zwei Bakterienarten sowie Eindringlingen wie anderen Bakterien, Viren und Parasiten im Darm gebildet und freigesetzt wird. Gleichzeitig stellt der für die Kampf-oder-Flucht-Reaktion verantwortliche sympathische Ast des Nervensystems sicher, dass Immunzellen bereit stehen, um die Eindringlinge ins Visier zu nehmen. Erkennen die Immunzellen diese unerwünschten Eindringlinge im Darm zum ersten Mal, senden sie ein Signal an das GALT, das eine Stressreaktion und die sympathischen Nervenfasern aktiviert. Diese senden dann ein Signal an den Neurotransmitter Norepinephrin (NE), der auch als Noradrenalin bezeichnet wird. NE aktiviert die Immunzellen, die gegenüber den Eindringlingen und den Stressfaktoren sehr reaktionsfreudig werden. Dieses System ist äußerst wichtig, doch wie bei allen sehr wichtigen Systemen sind für eine optimale Funktion auch Mechanismen erforderlich, die die Aktivität wieder bremsen.

Die parasympathische Aktivität wird im Darm überwiegend vom Vagus selbst ausgeführt. Seine Aufgabe ist es, die Entzündungsherde und die Immunreaktion in Schach zu halten. Der Vagus und seine Äste schicken ACh in den Darm und in andere Körperregionen, um der entzündungsfördernden Reaktion der sympathischen Nervenfasern und des Noradrenalins entgegenzuwirken. Funktioniert alles optimal, besteht ein perfektes Gleichgewicht zwischen der Nordadrenalin-Sekretion des Sympathikus und der ACh-Sekretion des Parasympathikus (Vagus). So bleibt unsere Gesundheit unter Kontrolle: Die Immunreaktion wird stimuliert, wenn sie nötig ist, und abgeschaltet, wenn sie nicht nötig ist. Eine Funktion ist dann unter Kontrolle, wenn sie auch abgeschaltet werden kann.

ACh, der Neurotransmitter des parasympathischen Nervensystems (Vagus), wird als Reaktion auf ein höheres Stressniveau und die Aktivität des Immunsystems freigesetzt. Maßgeblich und effektiv verstärkt wird die Freisetzung vom enterischen Nervensystem, einer Ansammlung von Nervenzellen im Darm, die so umfangreich ist, dass sie auch unter dem Namen „zweites Gehirn" (oder „Bauchgehirn") bekannt ist. Es mehren sich die Stimmen, dass das enterische Nervensystem sogar wichtiger ist als das „normale" Gehirn, das Kopfgehirn, da unsere Gesundheit zu einem großen Teil vom Zusammenspiel zwischen diesem System und dem Mikrobiom, den Darmbakterien, bestimmt werde.

Ein wichtiger Rezeptor auf der Oberfläche der meisten Leukozyten – der nikotinische Acetylcholinrezeptor Alpha 7 – fördert die Wirkung von ACh auf die Immunzellen. Er verringert die Aktivierung und verlangsamt die Immunreaktion, wenn sie nicht erforderlich ist. Er ist entscheidend für den Ausgleich von parasympathischer und sympathischer Aktivierung der Entzündungsreaktion im Darm.

Die Informationsübermittlung aus dem Mikrobiom

Die Erforschung des Mikrobioms ist zum größten Durchbruch für unsere Gesundheit seit Jahrhunderten geworden. Wir lernen täglich erstaunliche Dinge über die Bakterien in unserem Darm sowie ihren Einfluss auf unsere Gesundheit und die biochemischen Prozesse im Körper. Sie sind verantwortlich für eine gesunde Nährstoffversorgung des Körpers, für die Neurotransmitter, für unsere Stimmung und sogar für die Funktion unseres Gehirns.

Im menschlichen Darm befinden sich fast 100 Billionen Bakterienzellen, weitaus mehr als die Anzahl der Zellen, aus denen der menschliche Körper besteht. Diese Bakterien sind in spezifische Populationen aufgeteilt, die nahezu jeden Bereich unserer Gesundheit und des Wohlbefindens beeinflussen können. Die Signalübertragung aus den Darmbakterien an das Gehirn erfolgt blitzschnell über den Vagusnerv und wird durch das Blut und das Hormonsystem ergänzt.

Von allen anderen Organen und Systemen, die vom Vagus gesteuert werden, spüren wir Veränderungen im Darm und seinen Bakterien am ehesten. Anders als bei Herz, Leber oder Milz können wir uns auf unseren Darm „einstellen" und darauf, was dort vor sich geht. Das geläufigste Beispiel sind die Gelüste nach bestimmten Nahrungsmitteln oder Getränken. Wie Scott Anderson, John Cryan und Ted Dinan in ihrem Buch *The Psychobiotic Revolution* schreiben, „sind Ihre Gelüste oft nur ‚Notizen', die von Ihren Darmbakterien an das Gehirn geschickt werden. Sie enthalten eine vollständige Liste der Kohlenhydrate, Zucker und Fette, nach denen Sie auf der Suche sind."

Im Buch wird das Beispiel der Bifidobakterien (auch einfach nur Bifido genannt) näher besprochen, einer Bakteriengattung, deren Anteile in unserem Darm sehr groß sind: „Manche Mikroorganismen, insbesondere unsere freundlichen Bifido-Arten, bilden Butyrat, das Salz der Buttersäure, das die Darmschleimhaut versorgt und ausheilt. Butyrat kann ins Gehirn gelangen und dort gute Stimmung erzeugen, Entzündungen eindämmen oder die Bildung eines Wachstumsfaktors anstoßen. All diese Veränderungen können die Stimmung und sogar das Denkvermögen verbessern."

Eine andere Bakterienart, die in dem genannten Buch besprochen wird, gehört zur Gattung *Lactobacillus* (oder einfach nur Lacto). Anderson, Cryan und Dinan führen aus: „In Studien mit Menschen, die an einem Reizdarmsyndrom (RDS) leiden, wurde nachgewiesen, dass manche Lacto-Arten die Opioid- und Cannabinoid-Rezeptoren im Gehirn manipulieren und wirken, als habe sich der Betroffene ein Morphin gespritzt. Wie das immer wieder auftretende Verlangen nach dem ‚Runner's High', dem Hochgefühl, das ein Läufer empfindet, kann diese Art von Reaktion zu einer Sucht nach den Nahrungsmitteln führen, die Ihre Laktobazillen bevorzugen, welche das auch immer sein mögen. Sie könnten glauben, diese Gelüste spielen sich nur in Ihrem Kopf ab, doch aller Wahrscheinlichkeit nach beginnen sie bei Ihren Darmbakterien."

Sobald wir uns darüber im Klaren sind, dass die Gelüste und Signale hinsichtlich der Nahrungsmittel, die unsere Bakterien haben wollen, tatsächlich vom Vagus und über den Blutstrom übermittelt werden, ist es möglich, dass wir die Kontrolle über unsere Entscheidungen und unsere Ernährung wieder so verändern, dass sie sich positiv auf unser Mikrobiom und unsere Gesamtgesundheit auswirkt.

Erinnerungen erschaffen

Die neuere Forschung hat nachgewiesen, dass Darmbakterien zur Entwicklung und Reifung des enterischen Nervensystems sowie des Zentralnervensystems notwendig sind. Wie bereits besprochen, ist der Vagus in hohem Maße an der Übertragung von Informationen aus den Darmbakterien an das Gehirn beteiligt. Diese Kommunikationskette ist eventuell verantwortlich für die Aktivierung der Produktion eines Proteins, des sogenannten Wachstumsfaktors BDNF (engl. *brain-derived neurotrophic factor*, zu Deutsch etwa „vom Gehirn stammender neurotropher Faktor"). Die Aktivierung von BDNF führt zu einer erhöhten neuronalen Verschaltung und, was ganz wichtig ist, zur Bildung von Erinnerungen im Gehirn.

Das heißt im Klartext: Ohne Darmbakterien und ohne einen gesunden, funktionsfähigen Vagus ist es eventuell schwierig, neue Erinnerungen und neuronale Verknüpfungen zu bilden. In noch stärkerem Maße bedeutet das, dass Sie mit einem optimal funktionierenden Vagus wahrscheinlich in der Lage sein werden, umfangreichere Erinnerungen und Assoziationen in Bezug auf die Welt um Sie herum und die Menschen, die Ihnen wichtig sind, zu bilden.

Während der fötalen Entwicklung schaffen wir Schranken, um uns vor Bedrohungen von außen zu schützen. Die Darm-Blut-Schranke ist eine davon, die uns vor einem möglichen Eindringen von (guten und schlechten) Bakterien bewahrt. Sie besteht aus den gleichen Zellen, die auch unsere Blut-Hirn-Schranke bilden. Das bedeutet, jede Entzündung, die im Darm auftritt und dafür sorgt, dass die Darmbarriere zusammenbricht, kann auch dafür sorgen, dass dasselbe mit der Blut-Hirn-Schranke geschieht.

Sind Sie schon einmal in ein Zimmer gegangen und hatten dann vergessen, warum Sie in dieses Zimmer gegangen sind? Wollten Sie schon einmal etwas ganz Einfaches sagen und konnten die richtigen Worte nicht finden, um es auszudrücken? Diese Probleme werden häufig als „vernebeltes Gehirn“ bezeichnet und werden von Entzündungen im Gehirn verursacht, die über einem vertretbaren Maß liegen. Zu einem vernebelten Gehirn kommt es, wenn die Blut-Hirn-Schranke leicht beschädigt ist, sodass Entzündungssignale ins Hirngewebe gelangen können und die Funktion der Neuronen herabsetzen.

Ein vernebeltes Gehirn weist auf das Vorliegen einer Entzündung im Gehirn hin. Diese wird durch eine nicht optimal funktionierende Blut-Hirn-Schranke und somit eine mangelhaft funktionierende Darmschleimhaut oder durch ein sogenanntes Leaky-Gut-Syndrom, einer durchlässigen Darmwand, verursacht.

* * *

Der Vagusnerv hat zweifellos eine wesentlich wichtigere Funktion, die sich nicht auf einfache biochemische oder physiologische Prozesse reduzieren lässt. Wie schafft er das nur alles auf einmal?

KAPITEL 4

WIE DER VAGUSNERV DAS ALLES SCHAFFT

Die Neuronenfunktion besteht in der Übermittlung von Signalen an andere Körperzellen. Diese Signale können für die Muskelfunktion, die Propriozeption (Aufnahme von Sinnesreizen), für die aktiven Denkprozesse im Gehirn und natürlich für die über das autonome Nervensystem stattfindenden automatischen Funktionen gelten. Drei Voraussetzungen müssen gegeben sein, damit sich dieses Signal auf die Zielzellen auswirkt:

1. Das Neuron, die Nervenzelle, muss ein elektrisches Signal über seine ganze Länge hinweg senden.
2. Das Neuron muss ein Protein, einen sogenannten Neurotransmitter, in den Zwischenraum zwischen sich und der Zielzelle freisetzen.
3. Der Neurotransmitter muss in einen Proteinrezeptor passen, der sich auf der nächsten Zelle befindet, und in dieser eine Aktivität auslösen.

Im Falle des Vagusnervs müssen viele Neuronensignale optimal funktionieren, damit er alle diese Aufgaben erfüllen kann.

Das Senden von Signalen über Neuronen

Wie Sie in Kapitel 1 gelesen haben, laufen etwa 80 Prozent der über den Vagus gesendeten Signale von den Organen zum Gehirn – sie sind also afferente Signale. Sie haben erfahren, dass diese Signale Informationen über den aktuellen Funktionszustand übermitteln, das heißt, ob etwas schiefläuft und etwa der sofortigen Aufmerksamkeit bedarf. Der Vagus, der längste Nerv des Körpers, sendet Informationen aus der Leber über die Entgiftung, die Gallebildung und die Blutzuckerbilanz, aus dem Verdauungstrakt über den Verdauungsprozess, den Transport der Nahrung sowie über das Mikrobiom, die Darmbakterien, und, was am allerwichtigsten ist, aus den Zellen und Organen des Immunsystems über deren Funktionszustand. Er überträgt auch Informationen aus dem Herzen und der Lunge bezüglich des Aktivitätsniveaus und etwaiger Beeinträchtigungen in diesem Bereich.

Die Signale werden durch sehr lange Fortsätze – die Axone – aus dem Zellkörper der Nervenzelle geschickt und durch verzweigte Fortsätze – die Dendriten – ebenfalls aus dem Zellkörper, die Sie sich als die langen „Arme und Beine“ der Neuronen vorstellen können. Es ist sehr wichtig, dass die Signalübertragung von einem Ende des Neurons zum anderen stark ist. Wie Sie sicher verstehen, müssen diese Signale nämlich lange Entfernungen zurücklegen, so zum Beispiel vom Darm und von den Nieren zum Gehirn. Für eine effektive Signalübertragung müssen die Neuronen des Vagus zu einem gewissen Grad isoliert sein. Denken Sie an ein Stromkabel, dessen Metalldraht, durch den der Strom fließt, auch von einer Isolierung aus Plastik oder Gummi umgeben sein muss, die keinen Strom leitet. Damit ist gewährleistet, dass die elektrische Ladung im Kabel bleibt. Bezogen auf das Stromkabel und übertragen auf den Vagus heißt das: Ist eine solche Isolierung beschädigt, wird kein starkes Signal gesendet, es kann sich vielmehr zerstreuen und abschwächen, bevor es, wie im Fall des Vagusnervs, das Gehirn erreicht.

Unsere Zellen speichern Fett, damit Nerven isoliert werden können, um eine schnelle und wirksame Signalübertragung von einem Ende zum anderen zu gewährleisten. Die meisten Nerven in unserem Körper werden durch die sogenannten Schwann-Zellen geschützt, und der Vagus ist da keine Ausnahme. Sie bilden eine als Myelinschicht bezeichnete Isolierschicht um das Axon, die die Signale schützt und eine effektive Nervenfunktion gewährleistet. Jede Beschädigung der Schwann-Zellen kann tatsächlich zu einem „Ausfransen" der Isolierschicht und einer erfolglosen Signalübertragung entlang des Nervs führen. Der Fötus beginnt bereits im Mutterleib, 24 Wochen nach der Empfängnis, mit der Bildung dieser Myelinscheiden und sie setzt sich etwa bis zur 40. Woche fort, wenn das Kind ausgetragen ist. Das Tempo des als Myelinisierung bezeichneten Prozesses bleibt etwa bis zum Jugendalter gleich und beginnt dann nachzulassen. Die Schwann-Zellen und die Myelinscheiden gewährleisten die Übertragung von Signalen von einem Ende des Vagus zu anderen.

Die Freisetzung chemischer Botenstoffe

Erreicht ein elektrisches Signal das andere Ende eines Neurons in einem als terminales Axon bezeichneten Bereich, erzeugt dieses Signal eine Ladung, die die Freisetzung eines Neurotransmitters aus der Zelle auslöst. Es gibt viele unterschiedliche Neurotransmitter im Körper, Noradrenalin und

Acetylcholin (ACh) habe ich bereits genannt. Der Neurotransmitter des Vagus ist fast ausschließlich ACh.

ACh muss von zwei gesonderten Strukturen gebildet werden, dem Acetyl-Coenzym A (kurz Acetyl-CoA) und Cholin. Durch verschiedene Stoffwechselprozesse werden Glukose und freie Fettsäuren zu Acetyl-CoA aufgespalten. Diese metabolischen Reaktionen benötigen spezifische Mikronährstoffe, um optimal zu funktionieren. Zur Verstoffwechselung von freien Fettsäuren benötigen unsere Zellen ausreichende Mengen von Carnitin und Vitamin B2, zur Verstoffwechselung von Glukose hingegen große Mengen der Vitamine B1 und B3 sowie Chrom, Liponsäure und Coenzym Q10. Entsprechende Tests in meiner Praxis zeigen leider, dass an diesen Nährstoffen meist ein Mangel herrscht. Durch eine Untersuchung auf Harnsäure in einem Labor für funktionelle Medizin kann sichergestellt werden, dass dieser Prozess auch reibungslos vor sich geht und alle benötigten Nährstoffe vorhanden sind, um diese Aufgaben zu erfüllen.

Cholin ist dagegen eine organische Verbindung, die aus bestimmten Aminosäuren stammt. Es gilt als essenzieller Nährstoff für Menschen, was bedeutet, dass der Körper es nicht selbst bilden kann – es muss mit der Nahrung aufgenommen werden. Der höchste Cholingehalt befindet sich in Eigelb, Soja und in der Leber von Rind, Huhn und Pute. Cholin ist oft Bestandteil von Sojalecithin, das ein Zusatzstoff in vielen Nahrungsmittelprodukten ist.

Acetyl-CoA und Cholin treffen in den Neuronen zusammen und bilden Acetylcholin. ACh wird vom jeweiligen Axon der einzelnen Neuronen des Vagus freigesetzt und kann sich daher auf die von diesem Nerv gesteuerten verschiedenen Zellen und Organe auswirken. Dieser Prozess gewährleistet, dass eine zweite Voraussetzung für die Nervenfunktion erfüllt wird – die Freisetzung des Neurotransmitters in den Spalt an der Zielzelle. Ausreichende Acetyl-CoA- und Cholin-Quellen sind daher für unsere Gesundheit sehr wichtig.

Die Ankunft von Signalen in der nächsten Zelle

Wenn durch einen Nervenimpuls ein Neurotransmitter freigesetzt wird, so hat das keine unmittelbare Auswirkung auf die nächste Zelle. Es gibt nämlich zwischen dem Axon des Neurons, das das Signal sendet, und der Zelle, die es aufnimmt, einen winzigen Spalt, die sogenannte Synapse. Der Neurotransmitter wird in die Synapse freigesetzt und seine Menge muss groß genug sein, damit er zu den Rezeptorproteinen der nächsten Zelle gelangt.

Im Fall des Vagus wird ACh in die Synapse freigesetzt und bindet an die Rezeptorproteine auf der Oberfläche verschiedener Zellarten. Dabei werden die ACh-Signale aus dem Vagus entweder von den schnell wirkenden nikotinischen Acetylcholinrezeptoren (nAChR) oder den langsameren muskarinischen Acetylcholinrezeptoren (mAChR) empfangen. Jede Rezeptorzelle muss ihren eigenen speziellen AChR-Typ haben, damit sie die Signale aus dem Vagus empfangen und eine Reaktion in der individuellen Zellart auslösen kann. Die meisten Organe und Zellen, die keine Nervenzellen sind, bilden den nikotinischen Rezeptortyp, während es bei anderen Neuronen im Zentralnervensystem tendenziell der muskarinische Typ ist.

Bestimmte Umstände können dazu führen, dass sich die Rezeptorbildung auf den Rezeptorzellen verringert oder sogar erhöht. Zu den wichtigsten gehören die Lipopolysaccharide

(LPS, relativ wärmeunempfindliche Verbindungen aus fettähnlichen und Zucker-Bestandteilen), die von opportunistischen Darmbakterien (solchen, die sich nur dann negativ auf den Körper auswirken, wenn er bereits geschwächt ist; Anm. d. Übers.) geschickt werden und den Abbau von Zellen im Darm verursachen. In Anwesenheit von LPS wird das Gen, das den Bauplan für dieses Protein besitzt, potenziell deutlich mehr oder deutlich weniger aktiv. Das kann erklären, warum manche Menschen mehr und andere weniger empfindlich gegenüber entzündlichen Darmveränderungen sind. Doch davon abgesehen ist LPS ein Trigger für Veränderungen in diesem Gen und verursacht Probleme bei den Konzentrationen der Rezeptorproteine.

TEIL 2

WELCHE FUNKTIONS-STÖRUNGEN KÖNNEN BEIM VAGUSNERV AUFTRETEN?

Nachdem wir gesehen haben, wie viele verschiedene und sehr wichtige Aufgaben der Vagusnerv erfüllt, ist leicht zu erkennen, dass die Gesundheit in Mitleidenschaft gezogen werden kann, wenn er nicht optimal funktioniert.

Denken Sie für einen Augenblick an das Ladekabel Ihres Mobiltelefons. Gäbe es eines der drei nachfolgend dargestellten unterschiedlichen Probleme, würde Ihr Telefon nicht genügend Leistung aus der Steckdose erhalten, an die Sie es angeschlossen haben:

1. Der Stecker ist nicht richtig in die Steckdose eingesteckt.
2. Das Kabel ist nicht richtig mit dem Ladeanschluss des Handys verbunden.
3. Das Ladekabel ist beschädigt, zerfranst oder verbogen.

Jedes einzelne dieser drei Probleme würde dazu führen, dass das Gerät langsamer als normalerweise aufgeladen wird und dass es bei Ihnen dadurch zu erheblichem Frust käme.

Auch beim Vagus gibt es ähnliche Stellen, an denen es zu Schäden kommen kann; jedoch wirkt sich eine gestörte Signalfunktion im Nerv deutlich schädlicher aus, hat weitreichendere Folgen und kann eine schulmedizinische Diagnosestellung und Behandlung erforderlich machen. Denken Sie während des Lesens von Teil 2 immer daran, dass der Vagotonus in den allermeisten Fällen verbessert und korrigiert werden kann. Es gibt also Hoffnung, wenn Sie oder Angehörige an den Auswirkungen einer gestörten Informationsübertragung im Vagusnerv leiden.

In den folgenden Kapiteln werden wir uns mit den häufigsten Mechanismen befassen, die zu einer Funktionsstörung führen und besprechen, durch welche Symptome sich solche Störungen zeigen könnten.

KAPITEL 5

FUNKTIONSSTÖRUNG DER ATMUNG

Die wichtigste und häufigste Ursache einer Störung der Signalübertragung im Vagusnerv ist die Funktionsstörung der Atmung.

Unmittelbar nach der Geburt müssen wir mit dem ersten Atemzug Sauerstoff aufnehmen. Im Mutterleib arbeiten Herz und Verdauungstrakt bereits, denn wir werden über die mütterliche Plazenta versorgt. Atmen ist unsere erste Aufgabe, unmittelbar nachdem wir zur Welt gekommen sind. Und es ist zunächst einmal die einzige, die unser winziger Körper zu erledigen hat, um außerhalb des warmen, behaglichen Milieus, in dem wir etwa 40 Wochen gewachsen sind und uns entwickelt haben, zu überleben.

Arzt oder Hebamme können uns am Anfang dabei helfen, indem sie die Atemwege freimachen, damit Luft in die Lunge strömen und sich das Zwerchfell anspannen und entspannen kann. Sie unterstützen diese Aufgabe durch Absaugen von Flüssigkeit, die eventuell den Atemweg blockiert und in die Lunge gelangen kann, wenn der Fötus sehr spät in seiner Entwicklung das Atmen schon ein wenig „übt". (Im Mutterleib kann das Kind Atembewegungen mit der Lunge machen, doch diese haben nichts mit der eigentlichen Atmung zu tun; Anm. d. Übers.) Das Zwerchfell muss lernen, sich zusammenzuziehen und zu entspannen, denn es ist der für das Atmen notwendige steuernde Faktor.

Der Vagus hat keine Auswirkung auf das Zwerchfell. Es wird vom Zwerchfellnerv (*Nervus phrenicus,* auch Phrenikus) gesteuert, der im Halsbereich (Halswirbel C3 bis C5) entspringt und neben dem Vagusnerv in den Thorax, den Brustraum, und an der Lunge sowie am Herzen vorbeizieht, bevor er zum wichtigsten Atemmuskel gelangt, dem Zwerchfell.

Sind die Atemwege frei, kommt es zum ersten Atemzug. Das Zwerchfell zieht sich zusammen und erzeugt ein Vakuum im Thorax, wodurch die Lunge sich entfalten und ausdehnen und die sauerstoffhaltige Luft von außen aufnehmen muss. Der Vagus signalisiert dem Hirnstamm die Ausdehnung der Lunge, und der kleine Mensch bemerkt, dass die Mutter die benötigte Sauerstoffzufuhr nicht mehr mit ihrem Körper unterstützt. Dafür muss jeder Mensch nun für den Rest seines Lebens selbst sorgen. Das Zwerchfell entspannt sich dann und stößt die Luft aus der Lunge durch Luftröhre, Nase und Mund aus. Der Atemprozess hat begonnen.

Als Baby lernen wir, automatisch und richtig zu atmen. Wenn Sie sich das nächste Mal in der Nähe eines Kleinkinds aufhalten, nehmen Sie sich einen Augenblick Zeit und beobachten Sie, wie es atmet. Sie werden feststellen, dass sich sein Zwerchfell beim Einatmen anspannen muss und dabei dehnt sich tatsächlich sein Bauch aus. Bei der Zwerchfellatmung wird eher dieser wichtige Muskel eingesetzt als die Atemhilfsmuskulatur.

Nehmen Sie sich jetzt einen Moment Zeit, legen Sie eine Hand auf Ihren Bauch und die andere auf Ihre Brust, schließen sie die Augen und nehmen Sie einen tiefen Atemzug.

Ich meine das ernst ... Testen Sie sich, um zu sehen, ob Sie richtig atmen, jetzt gleich!

Hat sich Ihr Bauch beim tiefen Einatmen ausgedehnt oder haben sich Ihre Schultern gehoben, damit sich die Lunge ausdehnen konnte?

Während wir heranwachsen und uns entwickeln, die Kindheit durchlaufen und in die Teenagerjahre kommen, beobachten wir die Menschen um uns herum, manche von ihnen voller Bewunderung und mit dem Wunsch, ihnen nachzueifern. Wir möchten so aussehen und uns so verhalten wie sie, wir neigen dazu, die Eigenarten und Angewohnheiten der Menschen zu kopieren, zu denen wir aufschauen. Oft sind diese Menschen in den Medien präsent und werden als oberflächlich dargestellt. In der nordamerikanischen Sozialmedien-verrückten Gesellschaft gilt das Aussehen als einer der wichtigsten Faktoren, über den man definiert wird. Das ist eine bedauerliche Wahrheit, aber eine ernsthafte Beobachtung, über die viele andere und auch ich gestolpert sind. Wenn wir Kinder und Heranwachsende sind, wird uns beigebracht, dass es besser sei, dünner zu sein, und nur der Bauchumfang zeige, wer wir wirklich sind.

Wenn wir beginnen, uns darüber Gedanken zu machen und diese Menschen mit unserem Aussehen zu vergleichen sowie damit, wie wir uns als Teenager fühlen, verändern wir tatsächlich unser Atemmuster. Das ständige Ausdehnen und Zusammenziehen unseres Bauches gilt nicht als attraktiv, also lernen wir, anders zu atmen. Wir fangen an, unsere Atemhilfsmuskulatur zur Atmung einzusetzen, die unterstützenden Muskeln, die in stressigen Zeiten wichtiger und nützlicher sind. Wir fangen an, die Ausdehnung des Brustraums mithilfe der Nacken- und Schultermuskeln, der Muskulatur des oberen, mittleren und unteren Rückens sowie der vorderen Brustmuskeln zu steuern.

Hier kommt etwas Interessantes zum Nachdenken: Wenn Sie einen bestimmten Muskeltyp in Ihrem Körper trainieren, trainieren Sie dann tatsächlich diesen Muskel? Wenn ich in der Lage sein möchte, mit meinem Bizeps ein Gewicht zu heben und wiederholt Armbeugen mit Kurzhanteln mache, sogenannte „Bizepscurls", trainiere ich dann die Bizepsmuskeln oder trainiere ich den Nerv, damit dieser die Signale in die Muskeln schickt?

Aufgrund der Forschung wissen wir inzwischen, dass wiederholte Bewegungen und Muskeltraining tatsächlich eine größere Wirkung auf den signalübertragenden Nerv haben als auf den Muskel selbst. Die Nerven steuern die Signalgebung zu den Muskeln, wenn wir also trainieren, trainieren wir tatsächlich den Nerv, damit er dem Muskel die Signale schneller und erfolgreicher als vorher sendet. Der Muskel wächst dabei einfach mit, da die Durchblutung steigt, wenn er beansprucht wird. Das Blut enthält Sauerstoff und Makronährstoffe wie Aminosäuren und transportiert Abfallprodukte ab.

Die Funktion folgt dem Energiefluss.
Sachin Patel

Daraus folgt, dass wir Nerven für eine effizientere Signalübertragung und eine verbesserte Funktion trainieren können. Gleichermaßen gilt, wenn wir eine bestimmte Muskelart oder einen Nerv nicht trainieren, lässt die Funktion des betreffenden Nervs nach und wird langsamer. Mit dieser verminderten Nervensignalübertragung beginnt eine Nervenfunktionsstörung und die Störung einer bestimmten Verbindung zwischen Nerv und Muskel.

Was die Atmung betrifft, trainieren wir jahrelang eine falsche und ineffiziente Atemtechnik aus vordergründigen Motiven, auf die jeder von uns schon früh in seinem Leben unbewusst geprägt wurde. Das führt zu Problemen mit zahlreichen Nerven. Der Zwerchfellnerv wurde nicht auf die richtige Atmung trainiert, da wir im Allgemeinen nicht über das Zwerchfell mit dem Bauch atmen. Gleichermaßen gilt, da es nicht zu einer vollen Dehnung und zur Schaffung des wirksamen Vakuums kommt, dass sich die Lunge nicht so ausdehnt, wie sie sollte, und entsprechend auch das Vagussignal ausfällt. Die Effizienz der Signalübertragung lässt nach und die Wirksamkeit der Atmung nimmt ab.

> *Atmen ist das Erste und das Letzte, was wir in unserem Leben tun. Unser ganzes Leben hängt davon ab. Da wir nicht leben können, ohne zu atmen, können wir nur mit ergriffenem Bedauern an all die Abermillionen denken, die die Kunst des richtigen Atmens nie beherrscht haben.*
>
> Joseph Pilates

Richtig atmen zu lernen, gehört zu den einfachsten und besten Dingen, die Sie für Ihre Gesundheit tun können. Viele verschiedene Therapien, Übungen und Trainingsmethoden beruhen auf der richtigen Atemtechnik. Wir werden viele davon im nächsten Abschnitt besprechen, in dem es darum geht, eine Besserung all dieser Störungen zu erreichen.

Ein weiteres Symptom eines falschen Atemmusters ist, dass man das Stressniveau nicht steuern kann. Wer sich durch psychische und physische Stressfaktoren dauerhaft überfordert fühlt, hat oft sehr schlechte Atemgewohnheiten. Wenn Sie sich das nächste Mal ärgern oder in einen Streit oder eine hitzige

Diskussion geraten, halten Sie inne und nehmen Sie sich einen Moment Zeit, um auf Ihre Atmung zu achten. In diesen Situationen atmen wir meist kurz und flach, wodurch unsere Kampf-oder-Flucht-Reaktion aktiviert wird. Innezuhalten und einige tiefe Atemzüge zu nehmen, hilft uns, rationaler und ruhiger zu werden, und das wiederum verhilft uns sehr schnell dazu, eine positive Lösung zu erzielen. Wer einen mangelhaften Vagotonus hat, kann seinen Zorn tendenziell nicht kontrollieren, wird oft und schnell unsachlich sowie laut und beginnt, flach und schneller zu atmen.

Gestörte Atemwege

Erinnern Sie sich daran, als Sie das letzte Mal eine verstopfte Nase hatten? Erinnern Sie sich daran, wie Sie versuchten, durch die Nase zu atmen und sich dabei schrecklich fühlten? Gleichzeitig war Ihre Energie im Keller und Sie hatten wahrscheinlich leichte Halsschmerzen oder es ging Ihnen insgesamt nicht gerade großartig. Wenn Ihre Atemwege nicht frei sind, kann es sehr schwerfallen, tief und vollständig einzuatmen. Für jemanden mit einer Nasenscheidewandverkrümmung, einer chronischen Entzündung der Rachenmandeln oder dem sogenannten Postnasal-Drip-Syndrom, bei dem Schleim aus der Nase den Hals und Rachen hinunterläuft, kann das ein ständiges Problem sein. All das kann dazu führen, dass die Atemwege ihre Funktion nicht optimal erfüllen.

Gestörte Atemwege gehen mit einer gestörten Atemfunktion einher. Wenn ich von den Atemwegen spreche, meine ich speziell den Nasen-Rachenraum, den Kehlkopf und die Luftröhre – zusammen bilden sie die oberen Atemwege. Es gibt unterschiedliche gesundheitliche Beschwerden und Probleme, die sich negativ auf die Atemwege auswirken, die ich in diesem

Abschnitt alle einzeln besprechen werde. Den Anfang macht die schlechte Körperhaltung.

Wir leben im Zeitalter von Smartphone und Laptop. Wir sitzen am Schreibtisch und starren stundenlang auf den Bildschirm unseres Computers und wenden immer mal wieder den Blick ab, um auf das Smartphone zu schauen. Das machen wir alle so, ich auch. Wir verbringen viele Stunden in einer schlechten Haltung, die sich negativ auf die Körpermechanik auswirkt und zu Rücken- und Nackenschmerzen führt, und dann halten wir auch noch unser Handy unter das Kinn beim Telefonieren und nicht mehr an das Ohr. Im Grunde ist uns allen klar, dass Haltungsprobleme zu Nacken-, Rücken- und Schulterschmerzen und zu einer Funktionsstörung in der Mechanik der Wirbelsäule führen, doch die Probleme, die dabei in Bezug auf die Atemwege und die Fähigkeit des richtigen Atmens entstehen, werden leicht vergessen.

Hier kommt ein weiterer Test, den Sie jetzt gleich machen sollten. Ich möchte, dass Sie sich auf Ihrem Stuhl lümmeln. Hängen Sie schon schlapp herum? Okay, gut.

Nun versuchen Sie, tief einzuatmen, indem Sie den Bauch ausdehnen – also mit dem Zwerchfell atmen.

War das leicht oder schwer? Die meisten Menschen finden es schwieriger und manchmal sogar schmerzhaft, einen tiefen Atemzug zu nehmen, wenn sie krumm dasitzen. Das liegt daran, dass dann der mittlere Abschnitt der Wirbelsäule (die Brustwirbelsäule) nach vorne gebeugt ist. Damit sich das Zwerchfell optimal ausdehnen und zusammenziehen kann, darf die Brustwirbelsäule nicht so stark gebeugt werden und die Lendenwirbelsäule muss gestreckt sein. Bei einer krummen Körperhaltung ist es tatsächlich viel einfacher und weniger schmerzhaft, beim Atmen die Atemhilfsmuskulatur einzusetzen.

Wenn wir auf den Bildschirm des Laptops hinunterschauen (und noch weiter hinunter auf das Handy), besteht ein weiteres Problem darin, dass der Nacken über einen längeren Zeitraum tendenziell in der Beugehaltung gekrümmt wird. Damit engen wir tatsächlich unsere Atemwege ein, sodass die Rachen- und Kehlkopfmuskeln die Spannung nicht halten können, damit die Atemwege möglichst offenbleiben.

Dieser Teil der Atemwege ist auch bei anderer Gelegenheit sehr anfällig für schwache Muskeln, nämlich in der Nacht, wenn wir schlafen. Schnarchen und Schlafapnoe (kurze Atemaussetzer im Schlaf) sind wichtige gesundheitliche Probleme, die weitaus häufiger vorkommen als es sich die meisten Menschen vorstellen. Zu der Zeit, als ich ein übergewichtiger Teenager war und auch noch in meinen Zwanzigern, war ich einer der Millionen von Menschen, die an einer Schlafapnoe leiden. Und wie bei vielen Betroffenen wurde das auch bei mir nicht diagnostiziert.

Die Schlafapnoe wird meist durch eine Art von Behinderung der oberen Luftwege im Schlaf verursacht. Am häufigsten habe ich in meiner Praxis eine Funktionsstörung des Vagusnervs als Ursache beobachtet. Eine Schwäche des Tonus und der Festigkeit des Rachens führen dazu, dass die Zunge zur Kehle hin zurückfällt. Davon werden tendenziell Menschen betroffen, die hauptsächlich durch den Mund anstatt durch die Nase atmen. Ich war einer von diesen Menschen und habe gelernt und geübt, um diese Angewohnheit abzulegen.

Wir sollen durch die Nase atmen; der Mund ist einfach nur eine „Ausweichmöglichkeit“ für den Notfall. Schließlich befinden sich die Härchen, die die Luft filtern, in der Nase – im Mund haben wir dagegen Zähne, um die Nahrung zu kauen. Jeder Zahnarzt wird Ihnen sagen, dass die Patienten, die durch den Mund atmen, deutlich größere Probleme mit den Zähnen und der Mundgesundheit haben als jene, die durch die Nase atmen. Mundatmung trocknet den Speichel aus und das kann als gefährlich angesehen werden. Ein trockener Mund ermöglicht es Bakterien, sich unbehelligt von Antikörpern, die sich im Speichel befinden, zu vermehren, was zu Mundgeruch (Halitose), Zahnerosion und Karies führt. Dies geht oft mit einer chronischen Verlegung des Nasengangs einher. Kommt dort keine Luft mehr durch, kommt es zu chronischen Infektionen der Nebenhöhlen und zum Postnasal-Drip-Syndrom.

Man kann die Nasenatmung trainieren; davon ist im nächsten Abschnitt ausführlich die Rede. Es ist auch wichtig, die Rachen- und Kehlkopfmuskulatur zu trainieren, um den Muskel- und den Vagotonus zu erhöhen. Das alles können Sie lernen, wenn Sie sich an die Empfehlungen in Kapitel 15 richten.

Die monotone Stimme

Vor Kurzem kam eine Patientin mit einer psychischem Belastung in meine Praxis. Sie hatte eine schwierige Trennung hinter sich und zu Hause Schwierigkeiten mit ihren Eltern. Sie musste sich gerade mit der Diagnose Reizdarmsyndrom auseinandersetzen, gegen dessen Symptome ihr zahlreiche Medikamente verschrieben worden waren, die jedoch kaum Linderung gebracht hatten. Was mir während unseres ersten Termins direkt auffiel, war die fehlende Modulierung von Höhe und Tonfall ihrer Stimme, sie klang ziemlich monoton. Monotonie ist ein Zeichen mangelnder Kontrolle über die Kehlkopfmuskeln, die das Spannungsniveau der Stimmbänder steuern. Wenn jemand eine monotone Stimme hat, ist das ein Zeichen dafür, dass der motorische Anteil des Vagusnervs die Signale nicht wirksam weiterleiten kann, sodass die Muskeln nicht genügend Signale erhalten, um die Stimmbänder anzuspannen, zu verlängern, zu entspannen oder zu dehnen. Das führt zu einer ganz leichten Veränderung in der Spannung der Stimmbänder und somit dazu, dass sich Stimmhöhe oder Tonfall nicht mehr steuern lassen.

Ich empfahl dieser Patientin einige spezielle tonisierende Übungen für den Vagus, und bereits nach zwei Monaten konnte sie erhebliche Veränderungen bei ihrer Gesundheit und der Tonhöhe ihrer Stimme feststellen. Sie konnte ihre Sprache besser steuern und hatte auch eine bessere Kommunikationsebene mit ihren Eltern gefunden. Wenn Sie sich selbst und den Menschen in Ihrer Umgebung genau zuhören, ist es möglich, diese kleinen Zeichen wahrzunehmen, die Ihnen die richtige Richtung weisen.

KAPITEL 6

VERDAUUNGS-STÖRUNGEN

Hat man Ihnen schon einmal gesagt, dass Sie zu schnell essen? Haben Sie schon einmal gezählt, wie oft Sie jeden Bissen kauen? Wenn Sie das nächste Mal essen, nehmen Sie sich einen Augenblick Zeit, um mitzuzählen, und achten Sie auch darauf, wie lange Sie sich tatsächlich für Ihre Mahlzeit hinsetzen.

Sie werden vielleicht erstaunt sein. „Warum spielt das überhaupt eine Rolle für die Signalübertragung des Vagusnervs und für die Gesamtgesundheit?“ Nun, die Antwort ist komplex, aber es ist sehr sinnvoll, zu verstehen, welche Bedeutung der Verdauungsvorgang hat. Wenn Sie Hunger bekommen, erhält das Gehirn Signale von den Darmbakterien und den Körperzellen und wird aufgefordert, für die Zufuhr der benötigten Nährstoffe zur Energieerzeugung und zur Bildung von Reserven für den künftigen Bedarf zu sorgen. Jede Ihrer Zellen braucht Makronährstoffe. Fette und Kohlenhydrate werden hauptsächlich für die Energieproduktion gebraucht. Das Nahrungsprotein und die Aminosäuren, aus denen es sich zusammensetzt, dienen der Proteinbiosynthese, der Neubildung von Proteinen in den Zellen. Jeder der Prozesse in unseren Zellen benötigt auch Mikronährstoffe (Vitamine und Mineralstoffe), damit diese Funktionen vonstattengehen können. Alle Nährstoffe gelangen über den Verdauungstrakt in den Körper – aber nur, wenn die Abfolge der Verdauung eingehalten wird.

Mein Mentor, Sachin Patel, erklärt ihre Bedeutung anhand einer großartigen Analogie: Stellen Sie sich vor, Sie fahren mit Ihrem Auto in eine Waschstraße. Das Auto ist schmutzig und Sie möchten, dass es wieder sauber wird und schön aussieht. Sie fahren vor die Einfahrt zur Waschstraße und warten, bis Sie an der Reihe sind.

Dann fahren Sie zur Systemsteuerung vor und tippen Ihren Code in die Tastatur ein, um Ihre Autowäsche vorzubereiten und anzuzeigen, dass Sie eine gültige Autowaschoption gekauft haben. Erst nachdem der Code richtig eingetippt ist, öffnet sich das Tor zur Waschstraße und Sie können einfahren. Danach nehmen Sie den Gang heraus oder stellen bei Automatikschaltung den Hebel auf Neutral und lassen das System seine Arbeit tun.

Während Ihr Wagen durch die Waschstraße geleitet wird, beginnen die Maschinen um Sie herum zu zischen und zu surren. Zuerst wird er mit Wasser eingesprüht, dann mit einer dreifarbigen Schaumseife. Rotierende Textilstreifen wischen und wirbeln herum, um die Seife zu aktivieren, die schäumende Seifenlauge zu bilden und jeden Schmutz am Auto zu beseitigen.

Ihr Auto bewegt sich langsam und gezielt weiter zur nächsten Funktionseinheit. Es wird wieder mit Wasser eingesprüht, diesmal zur Entfernung der Seife. Auf seinem weiteren Weg kommt es an der Luftdusche vorbei, die das überschüssige Wasser wegbläst. Ist diese letzte Aufgabe beendet, verlässt Ihr Auto die Waschanlage blitzblank und so wunderschön wie an dem Tag, an dem Sie es gekauft haben.

Dieser Prozess geht sehr gezielt und langsam vor sich. Damit die Aufgabe erfüllt und das gewünschte Ergebnis erreicht werden kann, muss eine festgelegte Abfolge von Vorgängen stattfinden. Dasselbe wichtige Prinzip gilt auch für den gesamten Verdauungsprozess.

Es dauert etwa 16 bis 20 Stunden, bis ein optimaler Verdauungsvorgang von der Aufnahme des Nahrungsmittels bis zum Toilettengang vollständig durchlaufen ist. Das ist von Mensch zu Mensch ziemlich unterschiedlich, je nachdem, ob sie männlich oder weiblich, gesund oder nicht gesund sind, doch eine Passagezeit von weniger als 10 Stunden gilt als zu schnell und von mehr als 24 Stunden als zu langsam. Durchfälle und Verstopfung sind sehr häufige Probleme, mit denen 20 bis 40 Prozent der Menschen zu jeder beliebigen Zeit zu tun haben. Da die Aktivierung des Vagusnervs für die Ablaufsteuerung der Verdauung und die Peristaltik verantwortlich ist, steht ein gestörter Verdauungsrhythmus in direktem Zusammenhang mit einer Störung des Nervs.

Geht die Verdauung zu schnell vonstatten (also in weniger als 10 Stunden), nehmen Sie wahrscheinlich zu wenig Nährstoffe auf, eine Dauer von mehr als 24 Stunden geht mit einer vermehrten Toxinbildung, einer steigenden Anzahl von opportunistischen Bakterien und einem Leaky-Gut-Syndrom, einer durchlässigen Darmwand, einher. (Opportunistische Bakterien sind solche, die in einem geschwächten oder erkrankten Körper Infektionen verursachen, die sie in einem gesunden Körper mit starkem Immunsystem nicht verursachen könnten; Anm. d. Übers.) Eine längere Passage innerhalb der optimalen Zeitspanne (von 16 bis 20 Stunden) steht in engem Zusammenhang mit einer größeren mikrobiellen Vielfalt – einer gesünderen und verschiedenartigeren Darmflora im Dickdarm.

Sind Ihre Darmbakterien und die Zellen im Inneren hungrig oder brauchen sie Nährstoffe, schicken sie über den Vagus ein Signal an das Gehirn und fördern damit Ihr Hungergefühl. Die von Ihrem Mikrobiom gesendeten Signale sorgen dafür, dass Sie sich auf den Weg zu Ihrer nächsten Mahlzeit machen.

Sobald Sie das Essen sehen, setzt bei Ihnen bereits der Prozess ein, durch den es richtig verdaut wird. Wenn Ihnen beim Anblick einer Mahlzeit, die köstlich aussieht oder riecht, schon einmal das Wasser im Mund zusammengelaufen ist, dann haben Sie diesen ersten Schritt erlebt. Ihr Mund wird mit der Bildung von Speichel durch die Speicheldrüsen auf den ersten Bissen vorbereitet. Noch bevor Sie ihn überhaupt im Mund haben, hat Ihr Körper bereits damit begonnen, sich auf seine Verdauung vorzubereiten. Der nächste Schritt besteht dann darin, diesen ersten Bissen zu sich zu nehmen.

Es ist sehr wichtig, dass die Nahrung ausreichend gekaut wird. Nur der Mund besitzt Zähne; damit ist er der einzige Ort im gesamten Verdauungstrakt, der den Bissen mechanisch zerkleinern kann. Kauen Sie nicht gut genug, zerkleinern Sie die Nahrung auch nicht ausreichend, um die Geschmacksknospen auf der Zunge und im Mund zu aktivieren. Der Geschmack eines jeden Bissens wird als Signal an das Gehirn weitergegeben, damit es feststellen kann, wie viel Protein, Fett und Kohlenhydrate vorhanden sind. Dann signalisiert der Vagusnerv dem Magen, der Leber, Gallenblase und der Bauchspeicheldrüse, sie mögen die richtigen Mengen Magensäure, Galle und Verdauungsenzyme bilden und ausschütten. Zu schwache Signale des Vagus tragen zu einer Mangelernährung bei, doch das wird oft übersehen.

Sie haben vielleicht schon bemerkt, dass das Essen tatsächlich besser schmeckt, wenn Sie sich Zeit dafür nehmen, statt es in

Eile herunterzuschlingen. Das liegt nämlich daran, dass Sie es gut und lange kauen und dem Gehirn die entsprechenden Signale übermitteln. Menschen, die das bei jeder Mahlzeit so machen, essen wirklich weniger als Menschen, die hastig essen – sie fühlen sich aber ebenso gesättigt und verdauen ihr Essen leichter und besser. Wenn Sie schnell essen und unzureichend kauen, setzt Ihr Sättigungsgefühl später ein, Sie nehmen mehr Kalorien zu sich und entscheiden sich eher für minderwertigere Nahrungsmittel, was wiederum einer Mangelernährung Vorschub leistet.

Nach dem Kauen schickt der Vagus an Rachen und Kehlkopf ein Signal, das es dem Bissen ermöglicht, in die Speiseröhre zu gelangen. Durch die Peristaltik wird er dann weiter in den Magen transportiert, wo ihn die Magensäure in Makronährstoffe und unverdauliche Ballaststoffe aufspaltet. Der Magen durchmischt ihn weiter und schiebt ihn in den ersten Abschnitt des Dünndarms. Dort setzen Leber, Gallenblase und Bauchspeicheldrüse ihre Enzyme und die Galle frei und unterstützen die weitere Aufspaltung und die Resorption der Nährstoffe ins Blut. Im Blut werden Fette, Kohlenhydrate und Aminosäuren, zu denen die Proteine abgebaut wurden, zur Leber transportiert, dort zuerst gefiltert und dann durch den ganzen Körper in die Zellen zur Energiebildung und zum Aufbau von Proteinen gebracht.

Der Vagusnerv fördert den Transport der unverdaulichen Ballaststoffe durch den Dünndarm und über die Ileozäkalklappe, den Übergang vom Dünndarm in den Dickdarm, genauer gesagt in den ersten Abschnitt des aufsteigenden Dickdarms, der fachsprachlich als proximales *Colon ascendens* bezeichnet wird. Hier bauen riesige Mengen von Bakterienpopulationen, die sogenannte Darmflora, all diese Ballaststoffe (die wir mit unseren Verdauungsenzymen nicht verarbeiten können) zu

Vitaminen, Mineralstoffen und Vorläuferstoffen von Hormonen und Neurotransmittern ab.

Der gesamte Ablauf der Verdauung wird hauptsächlich vom Vagusnerv gesteuert, der über Signale unablässig im Austausch mit dem Zentralnervensystem steht und für seine optimale Funktion ein möglichst niedriges Stressniveau braucht. Verdauung kann nur in der richtigen Reihenfolge stattfinden, wenn die richtigen Signale vom Vagus übermittelt werden und für jeden Schritt zur Erledigung seiner Aufgabe auch ausreichend Zeit vorhanden ist. Um hier noch einmal zur Analogie mit der Waschstraße zurückzukehren: Ebenso wie bei der Autowäsche die richtigen Signale gegeben werden müssen und die Zeit zur Verfügung stehen muss, damit die Arbeit Schritt für Schritt ausgeführt werden kann, bedarf es auch bei der optimalen Ablaufsteuerung und den Funktionen der Verdauung der richtigen Signalübermittlung und der entsprechenden Zeit.

Wenn wir uns schnell etwas zu essen schnappen, während wir morgens eilig das Haus verlassen, essen wir in einer stressbelasteten Situation. Wenn wir unser Mittagessen vor dem Computer am Arbeitsplatz einnehmen, essen wir in einer stressbelasteten Umgebung. Wenn wir dem Essen, das wir vor uns haben, keine Aufmerksamkeit schenken, sind wir nicht in der Lage, die richtigen Signale an das Gehirn und die Verdauungsorgane zu senden, damit der Verdauungsprozess optimal funktionieren kann. Selbst die Auswahl unserer Nahrung beeinträchtigt diesen Prozess und den Nerv, der ihn steuert.

Zur Optimierung des Verdauungsablaufs und der Signalübertragung des Vagus zum und vom Verdauungstrakt muss die überwiegende Mehrheit der Mahlzeiten in einer möglichst stressfreien Umgebung eingenommen werden. Das bedeutet, dass man eine Pause macht, sich setzt und jede Mahlzeit in einer entspannten Umgebung einnimmt. Wenn Sie bei der Arbeit sind, setzen Sie sich hinaus ins Freie oder verlassen Sie zumindest Ihren Schreibtisch. Wenn Sie in Eile sind, trinken Sie unterwegs lieber eine Tasse Kaffee oder Tee, anstatt etwas zu essen. Selbst wenn Sie irgendwelchen Papierkram auf dem Esszimmertisch liegen haben, kann sich dort Stress breitmachen und eine bestmögliche Verdauungsfunktion verhindern, weil Sie vielleicht darüber nachdenken, dass Sie das Haus aufräumen müssen, anstatt sich auf Ihre Mahlzeit zu konzentrieren. Schaffen Sie eine entspannte, erholsame Umgebung, wo Sie sich bequem setzen und Ihre Mahlzeiten einnehmen können, damit Ihre Verdauung nicht unter Stress beginnt. Einige spezielle Strategien werden in Teil 3 besprochen.

Bakterielle Überwucherung des Dünndarms und Funktionsstörung des Vagus

Die bakterielle Überwucherung des Dünndarms (SIBO, von engl. *small intestine bacterial overgrowth*) ist eine häufige Ursache von Verdauungsbeschwerden. Dazu kommt es, wenn die Bakterien, die sich eigentlich nur im Dickdarm aufhalten sollten, übermäßig zu wuchern beginnen und auf den Dünndarm übergreifen – sozusagen im „Rückwärtsgang", da der Dickdarm anatomisch nach dem Dünndarm kommt. SIBO ist eine häufige Ursache des Reizdarmsyndroms (RDS), von Morbus Crohn, Colitis ulcerosa und vieler anderer Autoimmunerkrankungen. Wenn man diese Erkrankungen nicht grundlegend therapiert, kann es immer wieder dazu kommen.

Die Aktivierung des Vagusnervs ist notwendig, damit die Nahrung in der richtigen Richtung durch den Verdauungstrakt transportiert wird. Wenn sich Bakterien in die entgegengesetzte Richtung bewegen, führt uns das vor Augen, dass der Vagusnerv nur ein schwaches Signal übermittelt, durch das eine solche Bewegung möglich wird. Das kann an der Ileozäkalklappe selbst passieren (der Klappe, die verhindert, dass Nahrung aus dem Dickdarm zurück in den Dünndarm gelangt) oder im Verlauf des Verdauungstrakts. Daher ist eine immer wieder auftretende SIBO ein häufiger Befund bei einem schwachen Vagus, der aktiviert werden muss.

Wenn Sie etwas über Ihren persönlichen Verdauungsrhythmus und die Passagezeit im Darm erfahren möchten, finden Sie das in Kapitel 14; dort wird der sogenannte Sesamsamen-Test besprochen, mit dem Sie das herausfinden können.

Fehlentscheidungen bei der Ernährung

Die allergrößte Debatte bezüglich unserer Gesundheit dreht sich darum, welche Art von Ernährungsstrategie oder Ernährungsplan wir haben sollten. Die Forschung verweist nicht auf eine bestimmte spezifische Ernährung, die für den Vagusnerv optimal wäre. Ich bin auch nicht bereit, mich auf die Debatte einzulassen, ob wir uns paläo, vegan, ketogen, pegan (eine Kombination aus Paläo- und veganer Ernährung; Anm. d. Übers.) oder nach der Low-Carb-Methode ernähren sollen, denn es sind viele individuelle Faktoren zu berücksichtigen, und jede Ernährungsform hat ihre positiven und negativen Aspekte.

Ich gebe Ihnen jedoch einige Empfehlungen und zeige auf, dass Fehlentscheidungen bei der Ernährung zu ineffektiven Vagus-Signalen, Verdauungsstörungen und Nährstoffmängeln führen können, die jede Körperzelle beeinflussen. Unabhängig davon, für welche Ernährungsweise Sie sich entscheiden: Manche der gewählten Nahrungsmittel beeinflussen Ihre Gesundheit negativ und verursachen bei einer überwiegenden Mehrheit von Menschen Probleme.

Stark verarbeitete Nahrungsmittel, die aus minderwertigen Zutaten bestehen, sind dabei die Hauptschuldigen. Die meisten dieser Nahrungsmittel gibt es in Ihrem Lebensmittelmarkt zu kaufen. Es sind „Nahrungsmittelerzeugnisse", die in Schachteln und Tüten mitten im Laden in den Regalen liegen und eine längere Haltbarkeit haben, als jede ihrer einzelnen Zutaten für sich genommen hätte. Nahrungsmittel, die Emulgatoren und Konservierungsstoffe zur Verlängerung der Haltbarkeit enthalten, stehen in einem direkten Zusammenhang mit vermehrten Entzündungen und Veränderungen des Mikrobioms in Richtung einer Dysbiose, also eines Ungleichgewichts der Darmflora.

Was sind das nun für stark verarbeitete Nahrungsmittel, die wir besser meiden sollten? Die meisten Nahrungsmittelerzeugnisse, für die mehr als vier Zutaten auf der Packung angegeben werden, sind aller Wahrscheinlichkeit nach keine guten Alternativen. Dazu gehören Dinge wie Cracker, Frühstücksgetreide und Müslis, Getränke mit Zucker- oder Süßungsmittelzusatz und noch viele andere. Nahrungsmittel mit geringem Fettgehalt und hohem Zuckeranteil, die vorgeben, kalorienarm zu sein, enthalten oft nur wenig von den Nährstoffen, die Ihre Bakterien und Zellen brauchen. Fast-Food-Produkte und Halbfertiggerichte bestehen im Allgemeinen aus minderwertigen Zutaten, die nachweislich zu vermehrten Entzündungen führen und die Bakterienpopulationen im Darm negativ verändern.

Solche „darmunfreundlichen" Produkte sorgen dafür, dass opportunistische Bakterien sich vermehren und größere

Mengen von Toxinen erzeugen, meist LPS, Lipopolysaccharide, die dafür bekannt sind, dass sie die Verbindungen zwischen den Zellen des Darmtrakts aufbrechen und in den Blutstrom gelangen. Diese Substanz beeinflusst viele unserer Zellen, auch Gehirn- und Leberzellen, in negativer Weise. Mithilfe von LPS simulieren und führen Forscher in aller Welt Entzündungen im Rahmen von wissenschaftlichen Untersuchungen herbei. Liegen sie in großen Mengen vor, kommt es zu einer lebensbedrohlichen Situation, der sogenannten Sepsis; wird man ihnen jedoch kontinuierlich in nur geringen Mengen ausgesetzt, lösen LPS chronische, geringgradige Entzündungen aus, wie sie in einem funktionsgestörten Darm vorkommen.

Viele Forschungsarbeiten zeigen, dass die Aktivierung des Vagusnervs tatsächlich die von Lipopolysacchariden ausgelösten Entzündungen eindämmt. Probleme treten auf, wenn der Stresspegel steigt und die Signalfunktion des Vagus gestört wird. Dadurch kann LPS an der Darmschleimhaut Schäden anrichten, sich weitreichend auf das Immunsystem auswirken und zu Autoimmunerkrankungen, Stoffwechselkrankheiten und sogar Krebs führen.

Es gibt einige Nahrungsmittel, die durch LPS herbeigeführte Entzündungsherde rückgängig machen und tatsächlich die Funktion des Gehirns, der Nerven und sogar des Vagus selbst verbessern können. Das Gehirnvolumen besteht zum überwiegenden Teil aus Fett. Gehirn und Nerven sind hauptsächlich durch Fett isoliert, damit ihre Funktionsfähigkeit sichergestellt ist. Langfristig kann eine fettarme Ernährungsweise die Signalübertragung im Gehirn und in einzelnen Nerven tatsächlich verringern. Die guten Fette in unserer Ernährung können die Isolierschicht um diese Nerven verbessern und eine korrekte Signalgebung im Vagus selbst auslösen. Wenn wir hochwertige, nur geringfügig verarbeitete Nahrungsfette zu uns nehmen, senden Darm und Darmflora ein CCK-Signal (Cholecystokinin, das Hormon, das die Ausschüttung von Gallenflüssigkeit fördert, indem es die Gallenblase anregt; Anm. d. Übers.) zum enterischen Nervensystem und dann zum Vagus. Dadurch wird die Vagusfunktion aktiviert und führt ihrerseits zur Aktivierung der cholinergen entzündungshemmenden Bahn.

Was also sollten Sie essen und was sollten Sie besser meiden? Das ist eine komplizierte Frage mit einer sehr einfachen Antwort. Michael Pollan, Autor von *Lebens-Mittel: Eine Verteidigung gegen die industrielle Nahrung und den Diätenwahn* (Goldmann 2009) erklärt es und resümiert folgendermaßen: „Essen Sie Lebensmittel, nicht zu viel, hauptsächlich pflanzliche.“ Ich interpretiere das so:

- *Essen Sie „echte“ Nahrungsmittel:* Das sind all jene, die Sie in Ihrem Lebensmittelmarkt dort finden, wo sich keine abgepackten Produkte und Fertig- sowie Halbfertiggerichte befinden, also Obst, Gemüse, Getreide, qualitativ hochwertige Meeresfrüchte, Fleisch, Eier und Geflügel.
- *Nicht zu viel:* Wenn Sie langsam essen, können sie jeden Bissen genießen und fühlen sich besser gesättigt, obwohl Sie insgesamt weniger essen.
- *Hauptsächlich pflanzliche Produkte:* Etwa 75 Prozent dessen, was Sie zu sich nehmen, sollte in oder an einer Pflanze wachsen. Obst und Gemüse sind im Allgemeinen nicht verarbeitet, enthalten die meisten Nährstoffe, die der Körper braucht, und schmecken deutlich besser, als Ihnen vielleicht bewusst ist.

Was wir gegenwärtig bevorzugt essen – nämlich stark verarbeitete Nahrungsmittel –, löst sich tendenziell sehr leicht auf und wir müssen vor dem Schlucken nicht so viel kauen.

Diese Nahrungsmittel stimulieren die „schlechten“ dysbiotischen Bakterien, die uns dazu verleiten, ein Verlangen nach Nahrungsmitteln zu entwickeln, von denen wir wissen, dass wir sie eigentlich nicht essen sollten. Solche Nahrungsmittel sollten strikt gemieden werden, denn sie gehören zu jenen, die unsere Gesundheit verschlechtern sowie chronischen Stress und die heutigen Zivilisationskrankheiten verursachen.

Richten Sie sich nach einer einfachen Regel:

Grün, rein und mager.

Ich halt mich bei meiner Nahrungsmittelauswahl auch selbst daran. Grüne Pflanzen sollten in Ihrem Einkaufskorb und auf Ihrem Teller überwiegen. Essen Sie „reine“ Nahrungsmittel aus dem biologischen Anbau, die nicht verarbeitet sind. Und „mager“ bezieht sich auf Fleisch sowie tierische Proteine von höchster Qualität. Gesunde Fette sind ebenfalls ein wichtiger Bestandteil einer guten Ernährung und geringfügig verarbeitete pflanzliche Fette sind tendenziell die besten Alternativen. Ich selbst verwende Avocado-, Oliven- oder Kokosöl zum Kochen wegen ihrer Vorzüge für die Gesundheit und weil sie wenig verarbeitet sind.

Chemikalien auf unseren Nahrungsmitteln

Wählen Sie möglichst häufig Alternativen aus biologischem Anbau? Wenn nicht, sollten Sie das auf jeden Fall in Betracht ziehen, wenn nicht sogar zur Priorität machen. Die Auswirkungen von Herbiziden und Pestiziden auf unsere Gesundheit können erheblich sein und weiter reichen, als man jemals vorhergesehen hat.

Glyphosat ist hier der Hauptschuldige. Es ist das weltweit am häufigsten eingesetzte Herbizid, das viele unserer landwirtschaftlichen Kulturen schädigt. Das Herbizid tötet das Unkraut ab, ohne jedoch die Kulturen abzutöten, auf die es gesprüht wird. Kulturen wie Getreide bzw. Mais, Soja, Raps, Baumwolle, Alfalfa und Zuckerrüben sind genetisch verändert, damit sie durch das Glyphosat nicht geschädigt werden. (Der Autor spricht hier die amerikanischen Verhältnisse an; Anm. d. Übers.) Doch Glyphosat entzieht diesen Kulturen einen wichtigen Mikronährstoff, das Mangan, das für viele Funktionen in unserm Körper gebraucht wird.

Die Auswirkungen von Glyphosat und das Absinken des Manganspiegels wurden mit vielen Krankheiten in Zusammenhang gebracht, beispielsweise Angstzuständen, Zöliakie, einer Funktionsstörung der Mitochondrien, Gicht, Leberschädigungen, die die Gallebildung beeinträchtigen, Arthritis, Osteoporose, Osteomalazie (Knochenerweichung), Parkinson, Autoimmunerkrankungen, Fehlsteuerungen des Immunsystems und sogar Unfruchtbarkeit. Eine der Hauptauswirkungen eines Manganmangels durch Glyphosat sind hohe Entzündungsaktivitäten im Gehirn. Mangan wird für die Funktion bestimmter Bahnen im Gehirn benötigt, und ein Mangel führt zu einer vermehrten Aktivität des Immunsystems und der Ausschüttung von großen Mengen des entzündungsfördernden Zytokins. Dies wird normalerweise durch die Aktivität des Vagusnervs vermittelt, doch da die Gehirnfunktion nachzulassen beginnt, ist auch die Signalübertragung des Vagus im Gehirn begrenzt. Es gibt sehr wenige Mechanismen, die die Entzündungsprozesse im Gehirn verlangsamen können.

Die Wahl biologisch angebauter Nahrungsmittel kann das Risiko durch die Auswirkungen von Glyphosat begrenzen. Bei der Auswahl Ihrer Nahrungsmittel ist „grün, rein und mager" der Weg, für den Sie sich entscheiden sollten. Und denken Sie daran, rein bedeutet biologisch!

Mangelhafter Sättigungsreflex

Ich hatte früher große Schwierigkeiten, meine Essensmenge zu steuern. Ich bemerkte gegen Ende einer Mahlzeit nicht, wann ich satt war, sodass ich einfach immer weiter aß. Der neurologische Reflex aus meinem Magen war sehr langsam, was dazu führte, dass ich bei jeder Mahlzeit zu viel aß und außerdem viele Zwischenmahlzeiten zu mir nahm. Dadurch wurde ich deutlich übergewichtig, und das war die grundlegende Ursache meines schlechten Gesundheitszustands, bevor ich den Weg zur funktionellen Medizin fand.

Ein mangelhafter Sättigungsreflex ist heute in Nordamerika eines der häufigsten Anzeichen für eine gestörte Vagusfunktion. Wie wir alle wissen, nimmt die Fettleibigkeit in epidemischen Ausmaßen und in bisher nie da gewesener Geschwindigkeit zu. Das führt zu Herzerkrankungen, Diabetes und emporschnellenden Zahlen bei den Krebserkrankungen. Vielen dieser Leiden gehen Anzeichen einer Funktionsstörung des Vagus voraus, und ein mangelhafter Sättigungsreflex ist, wie erwähnt, eines der häufigsten Anzeichen. Ob diese aber als Funktionsstörung des Vagus erkannt werden, steht auf einem anderen Blatt.

Der Vagus innerviert den Magen und schickt Informationen über das Ausmaß seiner Dehnung zum Gehirn zurück. Oft dauert es eine Weile, bis dieses Signal ganz entwickelt ist und all jene, deren Vagusfunktion nicht ganz so optimal ist, neigen zu einem noch langsameren Reflex. Wenn man gegen Ende einer Mahlzeit kein Sättigungsgefühl empfindet, ist das ein Zeichen dafür, dass der Vagus dieses Signal nicht senden kann. Dieses Problem wird durch die Tatsache verschärft, dass wir im Zeitalter von Fast Food und des Essens unter stressigen Umständen leben. Wenn wir uns nicht die Zeit nehmen, im parasympathischen Zustand zu ruhen und zu verdauen, ist es für uns nahezu unmöglich, unsere Nahrungsaufnahme zu steuern, daher wird der Vagus nicht entsprechend trainiert und ist also nicht darin geübt, uns mitzuteilen, wann wir genug gegessen haben.

Nehmen Sie sich einen Augenblick Zeit und denken Sie darüber nach, ob Sie Ihre letzten fünf oder sechs Mahlzeiten in einer stressigen Situation eingenommen haben. Haben Sie in einer entspannten Umgebung gegessen oder am Schreibtisch vor Ihrem Computer? Haben Sie mit Ihren Angehörigen herzlich gelacht oder sind Sie beim Drive-in einer Fast-Food-Kette vorbeigefahren und haben gleichzeitig versucht, rechtzeitig zu einem wichtigen Meeting zu kommen? Die Umgebung, in der Sie essen, bestimmt, wie und ob Sie Ihren Vagus trainieren können, damit er diese Signale an das Gehirn sendet.

KAPITEL 7

EIN FUNKTIONS-GESTÖRTES MIKROBIOM

Zu den wahrscheinlich niederschwelligsten Stressfaktoren, derer Sie sich vielleicht gar nicht bewusst sind, gehören die Bakterien, die sich im Körper und in unserer Umgebung befinden. Die Bakterienpopulationen, die im Darm und auf der Haut leben, üben einen erheblichen Einfluss auf uns aus, und wenn sie nicht in einem optimalen Gleichgewicht sind, können sie ein erheblicher Stressfaktor für den Körper sein.

Jede Krankheit beginnt im Darm.
Hippokrates

In Kapitel 3 haben wir bereits besprochen, dass sich gegenüber den 40 bis 60 Billionen Zellen, aus denen unser Körper besteht, allein im Dickdarm ungefähr 100 Billionen Bakterien befinden. Es gibt sogar Schätzungen, dass wir zehnmal mehr Bakterienzellen im und am Körper haben als wir Körperzellen besitzen. Interessanterweise enthält unser Mikrobiom 150-mal mehr Gene als das menschliche Genom. Es konnte auch nachgewiesen werden, dass mit zunehmendem Alter die Zusammensetzung des Mikrobioms in direkter Beziehung zu unserer Ernährung und Gesundheit steht.

Wie wir wissen, ist der Vagusnerv in hohem Maße an der Signalübertragung in den und aus dem Dünn- und Dickdarm beteiligt. Die Aktivierung der glatten Muskulatur des Verdauungstrakts zur Kontraktion erfolgt durch seine Signale. Dadurch wird die Peristaltik in Gang gesetzt, die auf eine Mahlzeit folgt, sowie ein Aktivitätsmuster zwischen den Mahlzeiten, der sogenannte migrierende motorische Komplex (dazu gehört das Magenknurren bei leerem Magen; Anm. d. Übers.). Der Vagusnerv schickt auch entzündungshemmende Signal an die Immunzellen, um sicherzustellen, dass das System bei Bedarf entsprechende Aktivitäten bremst. Informationen werden von den Darmbakterien an die Zellen des Verdauungstrakts übermittelt und dieser sendet seinerseits Signale über den Vagus an das Zentralnervensystem.

Die Auswirkung von Stress auf die Darm-Hirn-Funktion

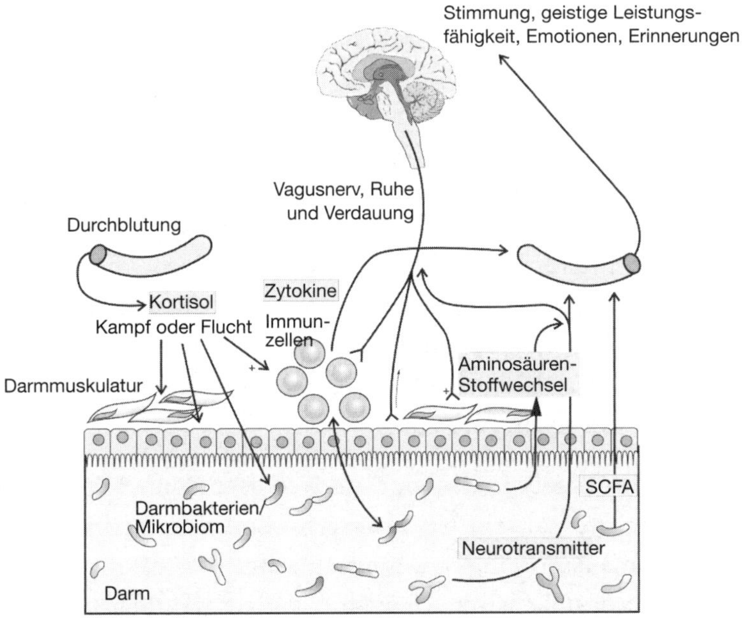

Die Bakterienpopulationen sind ein sehr wichtiger Faktor, der über die Gesundheit bestimmt, und wir haben im Laufe der letzten zehn Jahre viele Erkenntnisse über ihre Auswirkungen gewonnen. Auch wenn wir noch nicht genau wissen, wie der Vagusnerv mit dem Mikrobiom kommuniziert und welche seiner Afferenzen, der zum Gehirn führenden Nervenfasern, durch welche Darmbakterien aktiviert werden, so wird durch rege Forschungstätigkeit doch nachgewiesen, dass viele der Wirkungen, die die Darmflora auf die Gehirnfunktion ausübt, in hohem Maße von der Vagus-Aktivität und seiner spezifischen Signalübertragung abhängen. Zu den Nebenprodukten des Bakterienstoffwechsels gehören sehr wichtige und aufbauende Substanzen, die sogenannten kurzkettigen Fettsäuren (SCFAs, von engl. *short chain fatty acids*), die für die Eindämmung von Entzündungsherden im Darm und im gesamten Körper von Bedeutung sind. Butyrat, das Salz der Buttersäure, ist die am besten untersuchte SCFA, und bei Menschen mit erheblichen Entzündungsherden besteht nachweislich eine Mangel daran.

Es ist auch schon viel darüber geforscht worden, welche Bakterienpopulation zu einer gesunden Entwicklung und einem längeren Leben führt. In dem Buch *The Psychobiotic Revolution* (zu Deutsch etwa: „Die psychobiotische Revolution", nur in englischer Sprache erhältlich) fassen die Autoren die Studien zu Bakterienpopulationen zusammen, die mit Babys, Kleinkindern, Erwachsenen und älteren Menschen gemacht wurden, und ermittelten die Voraussetzungen, die gegeben sein müssen, um gesund zu sein.

Hier ist ihr Ergebnis, das von Paul O'Toole und Ian B. Jeffery in ihrem in der Zeitschrift *Science* veröffentlichten Artikel „Gut Microbiota and Aging" (zu Deutsch etwa: „Darmflora und Altern") vorgestellt wird: „Obwohl das nicht deutlich mit dem chronologischen Alterungsprozess in Verbindung gebracht wird, so geht der Verlust der Vielfalt bei den Gruppen des sogenannten Kernmikrobioms mit einer vermehrten Schwäche einher." Das bedeutet im Wesentlichen, mit dem Verlust der Vielfalt des Mikrobioms und der Vertreter verschiedener Bakteriengruppen leidet unsere Gesundheit, was einen Rückgang unserer Kraft und der geistigen Leistungsfähigkeit zur Folge hat. Wie wir am Anfang unseres Lebens ernährt werden und wie wir uns später selbst ernähren, kann tatsächlich für die Beschaffenheit der Darmflora von Belang sein und unseren Weg zu Gesundheit oder Krankheit bestimmen. Der übermäßige Einsatz von Antibiotika in den frühen Lebensjahren kann die Vielfalt des Mikrobioms erheblich verändern und das Krankheitsrisiko durch den Rückgang der Firmicuten sowie das faktisch völlige Verschwinden der Actinobakterien im späteren Leben erhöhen. Ist die Darmflora nicht mehr ausgewogen und die Vielfältigkeit des Mikrobioms gering, haben wir auch weniger kurzkettige Fettsäuren wie Butyrat und damit ein erhöhtes Risiko für entzündliche Krankheiten.

Wie bereits besprochen, können sich Lipopolysaccharide (LPS) dramatisch auf ACh-Rezeptoren auswirken. Sie sind im Körper aufgrund von Fehlbesiedelung und mangelhafter Ausgewogenheit des Mikrobioms im Darm tendenziell erhöht. Das Gen, das für den nikotinischen ACh-Rezeptor im menschlichen Körper codiert, wird durch LPS erheblich beeinflusst, daher sollte dieser Spiegel niedrig bleiben und konsequent überprüft werden.

In vorläufigen Studien mit Mäusen wurde außerdem nachgewiesen, dass bestimmte Bakterienarten Signale an den Vagusnerv senden und ihn dadurch aktivieren. Eine in *Proceedings of the National Academy of Science* veröffentlichte Studie ergab, dass *Lactobacillus rhamnosus* Einfluss auf den GABA-Spiegel in verschiedenen Bereichen des Gehirns nahm und den Stresspegel sowie das Denkvermögen verbesserte. Dazu kam es allerdings nur dann, wenn die Vagusfunktion der Mäuse intakt war. Die Forscher wiesen darauf hin, dass diese bakteriellen Wechselwirkungen eine Option für die Behandlung von Angststörungen und Depressionen sein könnten. Eine andere Studie ergab, dass sich das angstähnliche Verhalten von Mäusen mit einer Kolitis, einer entzündlichen Darmerkrankung, durch *Bifidobacterium longum* verringerte. Die Wirkung setzte bei Mäusen mit einer intakten Vagusfunktion deutlich schneller ein und erwies sich als effizienter. Andererseits können Infektionen mit *Campylobacter jejuni* laut einer 2008 in *Brain, Behavior and Immunity* veröffentlichten Studie zu einem gesteigerten angstartigen Verhalten führen, das mit Entzündungsherden einhergeht. Diese Reaktionen wurden wahrscheinlich über die vagale Bahn aktiviert.

Die Signale, die von diesen Bakterien gesendet werden, stehen nicht in direkter Wechselwirkung mit dem Vagus, sondern werden über spezielle Zellen, die sogenannten enterochromaffinen Zellen übermittelt, die bis zu einem Prozent der Darmschleimhaut ausmachen. Wenn wir etwas zu uns nehmen, treten unsere Bakterien mit diesem Nahrungsmittel in Wechselwirkung und schicken Signalmoleküle zu den enterochromaffinen Zellen, die ihrerseits dem Vagus signalisieren, dass die Darmmotilität erhöht werden muss, Enzyme freizusetzen sind und die Nahrungszufuhr anzupassen ist. Diese Signale erfolgen direkt mithilfe von Serotonin oder durch Darmhormone wie Cholecystokinin (CCK), das Glukagon-ähnliche Peptid 1 (GLP-1) und das Dünndarmhormon Peptid YY sowie durch Ghrelin, ein Hormon, das die Nahrungsaufnahme (und die Sekretion von Wachstumshormon) reguliert, und Orexin, ein Neuropeptidhormon, das Einfluss auf das Essverhalten (und den Schlafrhythmus) hat. Diese Hormone sind wichtig bei der Signalgebung von Hunger und Sättigungsgefühl.

Einfacher ausgedrückt: Ein Prozent der Darmzellen meldet die durch den bakteriellen Abbau entstehenden Nebenprodukte unserer Nahrung an den Vagus, der dem Gehirn die Aktivität im Darm weitermeldet. Deshalb ist der Vagusnerv bei Fettleibigkeit und übermäßigem Essen so wichtig. Ein weniger sensitiver Vagus wird mit übermäßigem Essen und einem geringeren Belohnungsgefühl nach einer Mahlzeit in Zusammenhang gebracht, wenn seine Rezeptoren bei Nahrungseintritt in den Magen nicht entsprechend gut reagieren auf dessen Dehnung oder auf die Hormone, die aus den enterochromaffinen Zellen in den Dünn- und den Dickdarm freigesetzt werden. Bakterien machen zwar die überwiegende Mehrheit des Mikrobioms aus, sind jedoch nicht die einzigen Organismen, aus denen es besteht. Man darf nicht vergessen, dass sich eventuell auch Viren, Pilze, parasitäre Protozoen (Einzeller) und Würmer im Verdauungstrakt aufhalten, die zum Umfang der Entzündungsherde im Darm beitragen. Es gibt tatsächlich viele Parasiten, die sich negativ auf die Darmfunktion und die Signalübertragung zum und vom Vagus auswirken können.

Ein im Jahr 2015 von Halliez et al. in *Frontiers in Cellular Neuroscience* veröffentlichter Bericht beschreibt den Einfluss von bestimmten Parasiten auf den Darm: Infektionen mit *Cryptosporidium parvum* können zu einer verminderten Nährstoffresorption führen, da die Parasiten die Darmschleimhautzellen abbauen. Symptom einer solchen Infektion sind Schmerzen im Abdomen, sie können also ein Hinweis darauf sein. *Giardia duodenalis* ist ein Parasit, der die Darmmotilität verändert, was sich direkt auf den Vagusnerv auswirkt und aufgrund des Abbaus der Schleimhautzellen die Nährstoffresorption verhindert. Außerdem beeinträchtigt er die an der Serotoninbildung beteiligten Darmzellen, sodass der Spiegel dieses Hormons durch eine Infektion potenziell gesenkt wird. Serotonin ist für die Signalübertragung aus den enterochromaffinen Zellen zum Vagus sowie zur Regulierung der Stimmung wichtig. Ein letztes Beispiel ist *Entamoeba histolytica,* die die Zellfunktion verändert, auch den Elektrolyttransport, die Sekretion von Enzymen und die Nährstoffresorption senkt, sodass die Funktion aller Zellen, einschließlich der des enterischen Nervensystems, beeinträchtigt ist, was einen direkten Zusammenbruch der Signalübertragung zum Vagusnerv zur Folge hat.

Viele andere Parasiten können sich erheblich auf die Darmfunktion und die Signalübertragung in den Nerven auswirken, allerdings ist dabei zu beachten, dass das Schwachpunkte und Stressfaktoren sind, die von der Schulmedizin leicht übersehen werden. Leider haben viele Ärzte von einigen dieser Parasiten noch nie etwas gehört, geschweige denn von ihren speziellen Auswirkungen auf die Nährstoffsituation, die Darmmotilität und die Funktion des Vagusnervs.

Viren sind auch mögliche Ursachen einer Nervenfunktionsstörung, da sie über den Darm in den Körper gelangen können. Eine sehr wahrscheinliche Hypothese ist, dass eventuell eine virale Infektion des Vagus selbst zum chronischen Müdigkeitssyndrom (CFS, von engl. *chronic fatigue syndrome*) beiträgt. Es gibt einen tatsächlichen Zusammenhang zwischen einer mangelhaften Vagusaktivität und den Symptomen von CSF wie Müdigkeit, verändertes Schlafverhalten, Appetitlosigkeit, Depressionen, Unpässlichkeit und Beeinträchtigung des geistigen Leistungsvermögens sowie klinische Zeichen von Entzündungsherden, die sich nicht eindämmen lassen.

Man kann jedoch für die meisten dieser guten oder schlechten Mitglieder Ihres Mikrobioms eine Untersuchung veranlassen.

In meiner Praxis machen wir den sogenannten GI-MAP-Stuhltest (*Gastrointestinal Microbial Assay Plus*), der mithilfe der Technologie der DNA-Polymerase-Kettenreaktion (DNA-PCR) die spezifischen Bakterien-, Parasiten-, Viren- und Pilzarten identifiziert, die sich in Ihrem Darm aufhalten. Anhand dieser Informationen können wir die richtigen nächsten Schritte zur Beseitigung solcher Schwachpunkte festlegen, die wahrscheinlich bei den Betroffenen erhebliche Gesundheitsprobleme verursachen.

Viele meiner Patienten konnten erfolgreich von Infektionen befreit werden, auch von Parasiten, Überwucherungen mit Bakterien, Hefepilzen und Viren, die bis dahin nicht als Grundursache ihrer Probleme entdeckt worden waren. Darin liegt die Stärke der funktionellen Medizin. Weitere Strategien werden in Teil 3 des Buches besprochen.

Es ist klar, dass der Aufbau Ihres Mikrobioms sehr spezifische Auswirkungen nicht nur auf die einfache Darmfunktion, sondern auch auf die Nerven hat, die Signale innerhalb des enterischen Nervensystems und entlang des Vagus selbst übertragen. Die Mikrobenpopulation im Darm ins Gleichgewicht zu bringen, gehört zu den wichtigsten Schritten, die Sie unternehmen können, um sicherzustellen, dass Ihr Darm optimal funktioniert und dass die Signalübertragung durch den Vagus ebenfalls so funktioniert, wie sie sollte.

KAPITEL 8

CHRONISCHE ENTZÜNDUNGSHERDE UND AKTIVIERUNG DES IMMUNSYSTEMS

Chronische Entzündungsherde sind das häufigste und offensichtlichste Zeichen einer ineffektiven Signalübertragung durch den Vagusnerv. Leider werden sie von vielen Gesundheitsfachleuten übersehen. Sobald wir die der Entzündungsreaktion zugrunde liegende Ursache untersuchen, bestimmen und beseitigen können, sollten die Entzündungen zurückgehen. Doch sehr häufig geht das nicht ganz so leicht, wie wir es uns wünschen würden.

Chronische Entzündungsherde können sich auf verschiedene Weise zeigen, von geringgradigen Schmerzen in Knien, Knöcheln, Hüften, Schultern und Handgelenken, die einer Arthritis ähneln, bis hin zu unkontrollierten Autoimmunerkrankungen, die Zellen zerstören, ohne dass wir bemerken, was eigentlich los ist. Funktioniert der Vagus optimal und kann er Signale zur Eindämmung der Entzündungen senden, sollte er auch von selbst in der Lage sein, diese Herde einzudämmen, sobald die Krankheitsursache beseitigt ist. Die Verbesserung des Vagotonus kann dazu beitragen, diese Entzündungssignale zu verringern und den Schaden zu begrenzen, den sie funktionell und strukturell anrichten können.

Wenn jemand monate- oder sogar jahrelang an chronischen Entzündungen leidet, besteht der erste Schritt darin, die zugrunde liegende Ursache herauszufinden und zu behandeln. Wie bereits besprochen, befinden sich viele unserer Immun- und Entzündungszellen im Darm. Die beste Möglichkeit, sich mit den Entzündungsursachen zu befassen, ist die Untersuchung des Darms, um sich bestätigen zu lassen, dass es dort keine Entzündungsauslöser gibt. Während wir uns um diese Auslöser kümmern, trägt der Vagotonus dazu bei, den Schaden zu begrenzen, daher erweist sich die Durchführung von Übungen zur Verbesserung der vagalen Signalübertragung im Umgang mit Entzündungsherden als wirksam.

Autoimmunerkrankungen

Sind Sie oder jemand, den Sie kennen, von einer Autoimmunerkrankung betroffen? Autoimmunerkrankungen gehören in Nordamerika zu den Gesundheitsproblemen, die aufgrund der Lebensweise, von chronischem Stress, einer ungesunden Ernährung und dem fehlenden Wissen über ihre wirklichen Ursachen am rasantesten zunehmen. Ich habe sehr viele Patienten in Einzelsitzungen behandelt, bei denen eine Autoimmunerkrankung diagnostiziert wurde, etwa Typ-1-Diabetes, Multiple Sklerose, Hashimoto-Thyreoiditis, Psoriasis, rheumatoide Arthritis, Morbus Basedow, Morbus Crohn, systemischer Lupus erythematodes, Zöliakie, Alopecia areata (kreisrunder Haarausfall) und viele andere. Allen diesen Patienten war gemeinsam, wie ich feststellen konnte, dass sie nicht darüber informiert waren, wie es überhaupt zu ihrer Erkrankung kommen konnte.

Wie wir inzwischen wissen, befindet sich der größte Anteil unserer Immunzellen im Darm, in Bereichen, die als darmassoziiertes lymphatisches Gewebe, kurz GALT (von engl. *gut-associated lymphatic tissue*) bezeichnet werden. Dort finden unsere hauptsächlichen Immunreaktionen statt, da der Verdauungstrakt gegenüber dem Eindringen von Erregern und Toxinen recht empfindlich ist. Diese Erreger und Toxine sind Auslöser, die Immunzellen aktivieren – in manchen Fällen übermäßig.

Die Genetik spielt zwar in Bezug auf das Risiko, eine Autoimmunerkrankung zu bekommen, eine gewisse Rolle, doch die Gene sind auch einfach nur ein Bauplan. Das Spektrum umweltbedingter Auslöser ist der Hauptgrund, warum es überhaupt zu diesen Krankheiten kommt. Es liegen tatsächlich viele Forschungsarbeiten vor, dass die Genetik nur für ein Drittel eines Krankheitsrisikos verantwortlich ist, während nicht genetisch bedingte Umweltfaktoren und andere Auslöser die restlichen zwei Drittel des Risikos ausmachen.

Was also sind die Faktoren, die das Risiko bestimmen, ob man im Laufe des Lebens von einer Autoimmunerkrankung betroffen sein wird oder nicht? In einem 2016 in der Fachzeitschrift *Rheumatology* veröffentlichten Bericht weist Hartmut Wekerle auf drei Faktoren hin, die ein Autoimmungeschehen im Körper auslösen:

1. Ein genetisches Profil, das das Risiko einer Autoimmunerkrankung birgt.
2. Eine gewisse Menge an Immunzellen (autoreaktive T-Zellen), die sich im GALT befinden.
3. Eine entzündungsfördernde Bilanz der Zusammensetzung des Darmmikrobioms.

Wir können weder unsere Gene verändern, noch können wir die Anzahl der autoreaktiven Immunzellen bestimmen, die sich im Darm befinden und nur noch aktiviert werden müssen. Der einzige Faktor, auf den wir gegenwärtig Einfluss nehmen können, ist das Mikrobiom selbst – die ausgewogene Zusammensetzung aus Darmbakterien, Parasiten, Viren und Hefepilzen, die aufgrund der Signale, die von dort an unsere Zellen übermittelt werden, ein Entzündungsgeschehen auslösen oder verlangsamen. Die überwiegende Mehrzahl der Signale aus dem Mikrobiom ist nicht krankhaft. Aber wenn wir unser Mikrobiom nicht mit der richtigen Nahrung versorgen, kann sich seine Zusammensetzung verändern und den entzündungsfördernden Bakterien sowie anderen opportunistischen Darmbewohnern die Übernahme ermöglichen. Ein Ungleichgewicht in diesem Bereich aktiviert das Immunsystem, erhöht die Entzündungsbereitschaft und triggert die autoreaktiven Immunzellen im GALT an.

Chronische Entzündungsherde im Darm

Erinnern Sie sich an die Analogie zwischen der Polizei und dem Immunsystem im Darm? Die autoreaktiven Immunzellen – jene, die die Funktion unserer Körperzellen überwachen – sind solche Zellen im Rang von „Polizisten". Ein hohes Maß an Entzündungssignalen über einen langen Zeitraum beeinflusst diese Zellüberwachungsfunktion in negativer Weise und führt zu Autoimmunerkrankungen, wenn die „richtigen" Faktoren zusammenkommen.

Wie lässt sich herausfinden, ob chronische Entzündungsherde im Darm vorliegen? Der Stuhltest, den ich in meiner Praxis verwende (der bereits erwähnte GI-MAP Test), kann eine sehr genaue Aussage darüber treffen, was sich dort alles herumtreibt –

jedes potenzielle, ein Autoimmungeschehen auslösende Bakterium, das diese hochgradig entzündungsfördernden Signale aussendet, sowie den gegenwärtigen Funktionszustand unseres Immunsystems und die Menge der Entzündungsherde im Darm.

Es gibt neben einem bakteriellen Ungleichgewicht noch andere entzündungsauslösende Möglichkeiten, aber das Ungleichgewicht des Mikrobioms ist das bei Weitem häufigste, das wir bei in der Praxis zu sehen bekommen. Eine entzündungsfördernde Ernährungsweise mit vielen stark verarbeiteten Nahrungsmitteln von minderwertiger Qualität ist auch ein sehr häufiger Grund dafür, dass es zu solchen Signalen kommt.

Wie wir bereits wissen, besteht die Wirkung des Vagusnervs darin, ein Entzündungsgeschehen zu verlangsamen und in Schach zu halten. Wenn wir über einen langen Zeitraum wiederholte Entzündungsbotschaften senden, trainieren wir den Vagus im Grunde genommen darauf, seine positive entzündungshemmende Wirkung einzustellen. Daher kommt es häufig vor, dass Menschen in den Dreißigern und Vierzigern solche Erfahrungen machen und bei ihnen Autoimmunerkrankungen diagnostiziert werden. In 30 und mehr Jahren entzündungsfördernder Signale hat der Vagus „gelernt", seinen Dienst als Vermittler gegen Entzündungsherde einzustellen. Im Alter zwischen 35 und 40 Jahren hat der Tonus des Vagus deutlich abgenommen und es werden keine entzündungshemmenden Signale mehr gesendet. Zu Krankheiten kommt es dann oft infolge des Stresses einer Schwangerschaft, der Kindererziehung und des Schlafmangels in der ersten Lebenszeit des Kindes – allesamt Stressfaktoren, die die Funktion des Vagus herabsetzen.

Entzündungsherde durch körperliche und seelische Traumata

Meine Patientin Shelley litt an Symptomen einer schweren Angststörung, an Herzrasen, hormonell bedingter Akne und war tief besorgt über ihr ständig steigendes Gewicht. In ihrem Leben hatte es zahlreiche Ereignisse gegeben, die von einem hohen Stresspegel begleitet waren: Im Abstand von zwei Jahren starben beide Eltern an Krebs und ihr Bruder sowie ihre Schwägerin waren beide drei Wochen nacheinander durch tragische Umstände ums Leben gekommen. Ihre Gesundheit war angegriffen, und ihre Symptome verschlechterten sich bei jeder ihrer beiden Schwangerschaften. Ihr Hormonspiegel war ein einziges Chaos, ihre Denkweise negativ, sie war alles andere als glücklich. Sie hatte es mit einer Menge von psychischem und biochemischem Stress zu tun.

Ein Entzündungsherd ist ein Schutzmechanismus, der im Körper auftritt, um uns vor größerem Schaden zu bewahren; er nimmt nicht nur als Reaktion auf biochemische Signale aus dem Darm zu. Wenn ein Kind mit dem Kopf irgendwo anstößt oder hinfällt, kommt es in einem eng begrenzten Bereich vielleicht zu einer Beule oder einem blauen Fleck, was eigentlich eine Ansammlung von Zellen und Zellsignalen ist, die an der Reparatur von gestörtem Gewebe arbeiten. Probleme treten tendenziell dann auf, wenn es über einen langen Zeitraum zu Entzündungssignalen kommt. Entzündungen sind also eigentlich gut für den Körper, aber nur dann, wenn sie vom Vagusnerv und der cholinergen entzündungshemmenden Bahn auch in Schach gehalten werden.

Wiederholte Entzündungssignale aufgrund körperlicher Traumata treten aus verschiedenen Gründen auf – mehrfache

Autounfälle, mehrfache Schwangerschaften, Verletzungen durch wiederholte Belastung, eine falsche Technik beim Gewichtheben und geschwächte Muskeln sind allesamt mögliche Ursachen für chronische körperliche Verletzungen und Entzündungssignale.

Zu den psychischen Traumata können stressbelastete Lebensereignisse gehören, die die Denkweise negativ beeinflussen. Das wirkt sich besonders aus, wenn solche Ereignisse in kurzen Abständen hintereinander eintreten. Lebensereignisse, wie der Tod eines Angehörigen, der Verlust der Arbeit oder des Einkommens, körperlicher oder seelischer Missbrauch oder die psychische Belastung durch eine schwere körperliche Verletzung, die die Unabhängigkeit beeinträchtigt, sind häufig anzutreffen, und Behandler, die, wie ich, mit funktioneller Medizin arbeiten, bekommen sie in der Praxis recht oft zu Gesicht. Traumatische Lebensereignisse, die wir nur schwer überwinden, können uns in den Kampf-oder-Flucht-Zustand versetzen, der den Entzündungsprozess verstärkt. Erleiden wir dann ein geringfügiges körperliches Trauma, steigt das Entzündungsniveau schnell an und führt zu chronischen Entzündungsprozessen, die schwer unter Kontrolle zu halten sind. Ein seelisches Trauma mag nicht der Auslöser für eine beginnende Entzündung sein, doch es ermöglicht einen Zustand, der die Auswirkung des körperlichen Traumas verstärkt.

Oft kann ein einzelnes körperliches Trauma die treibende Kraft sein, die das Fass zum Überlaufen bringt und das Auftreten von Symptomen anderer Krankheiten und Beschwerden einleitet. Patientinnen erklären oft, dass sich ihre Autoimmunerkrankung nach der Schwangerschaft und der Geburt ihrer Kinder oder sogar aufgrund eines kleineren Autounfalls zu zeigen schien. In diesen Fällen ist es äußerst wahrscheinlich, dass der Vagusnerv die Entzündungssignale kaum noch unter Kontrolle hatte und es lediglich dieses Einzelereignisses bedurfte, um das Entzündungsniveau in die Höhe zu treiben und dabei das Ausmaß zu überschreiten, das der Vagus zu handhaben gelernt hat. Daher verstärken sich die Entzündungssignale und die Symptome treten in den Wochen und Monaten nach diesem Einzelereignis schneller auf.

Kommt es sehr oft zu solch traumatischen Ereignissen, bleibt das für den Körper nicht ohne Folgen. In Shelleys Fall hatten Körper und Psyche in relativ kurzer Zeit mit zahlreichen schwerwiegenden Stressfaktoren zu tun gehabt. Als wir ihre Gedanken strukturieren sowie ihre Stressfaktoren und die Hormone in Ordnung bringen konnten, machte sie deutliche Fortschritte und in nur fünf Monaten stellte sie erhebliche Verbesserungen bei ihrer hormonellen Gesundheit, beim Gewicht und ihrer gesamten Gemütslage fest. Mit unserer Anleitung und durch die Arbeit an ihrem Mikrobiom sowie der funktionierenden Signalübertragung des Vagusnervs konnte sie ihre Gesundheit verbessern und die Stressfaktoren reduzieren, die ihr Körper negativ zu spüren bekam.

KAPITEL 9

DIE FUNKTIONSGESTÖRTE HERZFREQUENZ

Man sagt, dass die durchschnittliche Ruhefrequenz des Herzens zwischen 60 und 100 Schlägen pro Minute liegt. Je ruhiger und gelassener Sie sind, desto niedriger ist Ihr Ruhepuls, je stressgeplagter Sie sind, desto schneller schlägt Ihr Herz. Elektrische Signale aus dem Vagusnerv und aus den sympathischen Nerven bestimmen die Veränderung der Herzfrequenz. Je niedriger die Ruhefrequenz Ihres Herzens ist, desto stärker ist Ihr Vagus. Interessanterweise gibt es Studien, die darauf hindeuten, dass die Lebensspanne eines Menschen mit der Ruhefrequenz des Herzens umgekehrt korreliert ist – je niedriger also Ihre Herzfrequenz ist, desto länger leben Sie. Daraus können wir ableiten, dass ein in Tonus und Funktion stärkerer Vagusnerv mit einer niedrigeren Herzfrequenz und somit einer längeren natürlichen Lebenserwartung einhergeht.

Wenn ein Auto auf einer vereisten Straße außer Kontrolle gerät, fühlt sich der Fahrer sofort unter Stress gesetzt und geht in den Kampf-oder-Flucht-Zustand. Die sympathischen Nerven werden augenblicklich aktiviert und der Vagus wird „abgeschaltet“. Die Signale aus den sympathischen Nerven beschleunigen die Herzfrequenz durch die Übermittlung von Signalen, dass die Muskeln der Arme und Beine viele mehr sauerstoffreiches Blut brauchen, um die Kontrolle über das Auto zu behalten.

Konnte der Wagen sicher zum Stehen gebracht werden, hören die sympathischen Nerven allmählich auf zu feuern, und der Vagus kann wieder eingeschaltet werden. Die Wirkung des Vagus besteht, wie gesagt, in der Senkung der Herzfrequenz mittels beruhigender, rhythmischer elektrischer Signalübermittlung.

Eines der Zeichen für einen funktionsgestörten Vagusnerv ist, dass die Herzfrequenz nach einem sehr stressigen Ereignis nicht schnell wieder auf einen Normalwert gesenkt werden kann. Die Zeitdauer, in der ein Mensch in einem solchen Fall eine hohe Herzfrequenz und eine flache Atmung zeigt, ist ein deutlicher Hinweis auf die Funktionsfähigkeit des Vagus. Einen starken Vagus hat, wer seine Nerven schnell beruhigen und seine Herzfrequenz senken kann, wohingegen der vagale Tonus wahrscheinlich funktionsgestört ist, wenn jemand länger braucht, um wieder in die Ruhefrequenz zu kommen. Wie gut funktionieren Sie unter dem Druck einer erheblichen Stresssituation wie dieser? Bleiben Sie in einer solchen Situation sehr ruhig und rational?

Das Gegenteil dieses Problems – ein unkontrollierter, überaktiver Vagus – kann ebenfalls vorkommen. Die vasovagale (Blutgefäße und den Vagus betreffende) Synkope ist ein Hauptproblem, das durch zu wenig aktive sympathische Nerven verursacht wird. Synkope ist der medizinische Begriff für eine (kurze) Ohnmacht. Das sympathische Nervensystem erhöht die Herzfrequenz und den Blutdruck, während die parasympathischen Nerven die Herzfrequenz und den Blutdruck senken. Sind die (auf jeder Körperseite vorhandenen) sympathischen Nerven schwach und die des Vagus überaktiv, ist das Ergebnis ein vorübergehender Bewusstseinsverlust, der aber nicht lebensbedrohlich ist.

Dieser Zustand kann sich bei ansonsten gesunden Menschen manifestieren und sich unmittelbar verheerend auswirken. Auch wenn es keinen Hinweis auf Langzeitauswirkungen gibt, ist die vasovagale Synkope jedoch ein Anzeichen für ein gestörtes Gleichgewicht innerhalb des autonomen Nervensystems. Das kommt häufig vor, ohne dass es eine einzelne eindeutige Ursache geben muss. Tatsächlich gibt es viele verschiedene Ursachen, und die Mechanismen unterscheiden sich bei jüngeren und älteren Menschen.

Die häufigste Theorie ist, dass das Ungleichgewicht zwischen sympathischer und parasympathischer Aktivität durch eine Neigungsbewegung des Kopfes, etwa das schnelle Aufsetzen oder Aufstehen aus dem Liegen, ausgelöst wird. Diese Änderung der Körperhaltung führt zu einer Veränderung des Ortes, an dem sich das Blut gesammelt hat, vom Brustbereich in den Bauchbereich, und der Herzmuskel wiederum bemüht sich, seine Pumpaktivität aufrechtzuerhalten. Mit der Veränderung der Blutmenge, die aus dem Herzen gepumpt wird, kommt es zu einer deutlichen Veränderung des Blutdrucks. Die autonomen Nerven arbeiten daran, einen zuverlässigen Blutdruck aufrechtzuerhalten, doch wenn sie das nicht können, fällt der Blutdruck plötzlich ab – und zwar unmittelbar, bevor es zur Synkope kommt. Bekommt der Körper einen Augenblick Zeit, um den Blutdruck zu regulieren, kann die betroffene Person das Bewusstsein wiedererlangen und fühlt sich aufgrund der aufgetretenen Veränderungen müde oder es ist ihr übel.

Obwohl dieser Mechanismus auf einen körperlichen Auslöser hinweist, aufgrund dessen es zu dieser kurzen Ohnmacht kommt, sagt er nichts darüber aus, warum das autonome System nicht in der Lage ist, das Herz und die Blutgefäße so zu regulieren, dass eine gefahrlose Änderung der Körperhaltung möglich ist. Dies ist eine Art von Fehlfunktion des autonomen Nervensystems oder eine verminderte Fähigkeit, die autonome Aktivität zu steuern. Die Mechanismen, die dazu führen, können genetisch bedingt sein, wie bei der Charcot-Marie-Tooth-Erkrankung und beim Ehlers-Danlos-Syndrom, oder sie können körperlich in Erscheinung treten wie bei einer Schwangerschaft, einem körperlichen Trauma, bei Chiari-Missbildungen (angeborene Missbildungen im Gehirn) oder bei Operationen. Die häufigsten Ursachen stehen jedoch mit immunologisch und stoffwechselbedingten Gesundheitsproblemen im Zusammenhang. Wenn die Zellen des Nervensystems nicht entsprechend ernährt werden, sodass sie gesunde Stoffwechselreaktionen hervorbringen können, oder wenn eine hohe Toxizität im Körper vorliegt, dann können die Nerven nicht schnell genug funktionieren. Noch größere Sorgen machen die Autoimmunerkrankungen, die die Nerven selbst sowie die vom Vagus und vom Sympathikus innervierten Organe beeinträchtigen. Zu diesen Erkrankungen gehören Parkinson, Sarkoidose, Morbus Crohn, Colitis ulcerosa, Sjögren-Syndrom, Amyloidose und sogar die chronische entzündliche demyelinisierende Polyneuropathie.

Wenn jemand mit einem Problem wie der vasovagalen Synkope zu tun hat und relativ häufige Ohnmachtsanfälle bekommt, ist das oft ein Zeichen für ein immunologisches oder stoffwechselbedingtes Geschehen, das eventuell noch nicht diagnostiziert wurde. Labortestungen der funktionellen Medizin und die funktionelle Neurologie bieten Erkenntnisse über die potenziell zugrunde liegenden Ursachen des jeweiligen Problems, das oft ein Symptom von nicht ordnungsgemäß funktionierenden Nerven im autonomen Nervensystem und einer Überaktivierung des Vagusnervs ist. Veränderungen der Herzfrequenz, des Blutdrucks und der Pumpleistung des Herzens, die nicht völlig reguliert werden können, sind Anzeichen dafür, dass der Vagus und das autonome Nervensystem nicht optimal funktionieren.

KAPITEL 10

GESTÖRTE LEBERFUNKTION

Ihre Leber führt in jeder Sekunde Hunderte von Aufgaben aus: Die kontinuierliche Erkennung und Regulierung des Blutzuckers, das Filtern von Toxinen aus dem Blut und die Bildung von Gallensalzen – die Auswirkungen sind weitreichend und beeinflussen den ganzen Körper. Die Leber benötigt bestimmte Nährstoffe, damit sie ihre Arbeit optimal erledigen kann, genau wie der Profi-Küchenchef eines 5-Sterne-Restaurants sein bevorzugtes Instrumentarium braucht, etwa qualitativ hochwertige Messer und Kochutensilien, sonst entspricht seine Arbeit nicht den bestmöglichen Standards.

Zu den Aufgaben der Leber gehört die Entgiftung des Blutes, hauptsächlich das Herausfiltern von Hormonen, Neurotransmittern, Medikamenten und Toxinen, die dort nicht in großen Mengen vorhanden sein sollten. Toxine können im Körper als Stoffwechselendprodukte oder Endotoxine gebildet werden, die von Bakterien freigesetzt werden und in den Blutstrom gelangen. Das können aber auch von außen einwirkende, sogenannte Exotoxine sein, etwa Arzneimittel, Pflanzenschutzmittel, Nahrungsmittelzusätze, Haushaltschemikalien und Umweltschadstoffe. Diese Toxine können entweder fettlöslich oder wasserlöslich sein. Die Leber verfügt über einen zweistufigen Filterungsprozess, mit dessen Hilfe sie diese potenziell schädlichen Substanzen aus dem Blut entfernt.

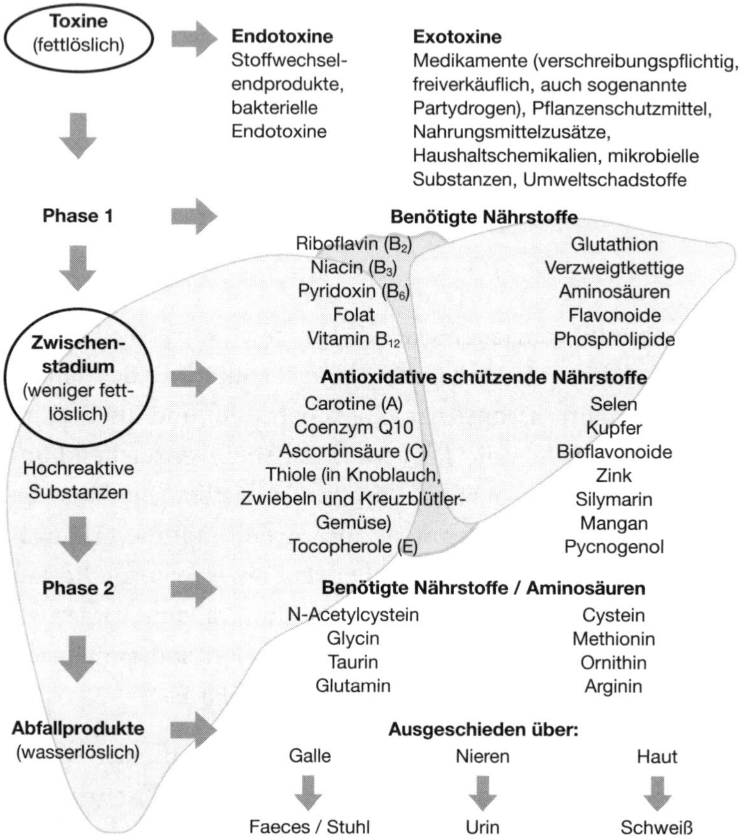

In der ersten Phase der Entgiftung finden fünf verschiedene Arten von Reaktionen statt, sodass die fettlöslichen Toxine weniger fettlöslich werden. Diese Reaktionen benötigen viele B-Vitamine (insbesondere B_2, B_3, B_6 und B_{12}), Folat, Glutathion (eines der stärksten Antioxidantien im Körper) verzweigtkettige Aminosäuren, Flavonoide und Phospholipide. Viele der

Patienten, die zu mir kommen, haben einen Mangel an den meisten dieser Nährstoffe, sie fehlen entweder in ihrer Ernährung oder sie werden dem Körper im Zuge des Verdauungsprozesses nicht erfolgreich zugeführt.

Sobald die Leber das erste Stadium beendet, sind die toxischen Substanzen tendenziell hochreaktiv und stellen ein Risiko für die Gesundheit der Zellen dar. Sie werden als reaktive Sauerstoff-Spezies bezeichnet, und wir brauchen starke, gut funktionierende Antioxidanzien, um dem Schaden, den sie eventuell an den Oberflächen unserer Zellen und sogar an der DNA anrichten, entgegenzuwirken. Zu diesen Antioxidanzien gehören die Vitamine A, C und E, Coenzym Q10, Thiole, Selen, Kupfer, Bioflavonoide, Zink, Silymarin, Mangan und Pycnogenol.

Verfügt die Leber über genügend Nährstoffe (einschließlich vieler, die für Phase 1 gebraucht werden), durchlaufen diese reaktiven Sauerstoff-Spezies die sechs Reaktionen der Phase 2, damit sie vollständig wasserlöslich werden. Eine dieser Reaktionen wird Aminosäure-Konjugation genannt und sie benötigt bestimmte Aminosäuren: N-Acetylcystein, Glycin, Taurin, Glutamin, Cystein, Ornithin, Arginin und Methionin. Die Endprodukte dieses Prozesses sind wasserlösliche Toxine, die über Urin, Schweiß und Stuhl ausgeschieden werden können.

Es ist erforderlich, dass die Leber auf all diese Nährstoffe sowie auch auf genügend energiebildende Fette und Kohlenhydrate Zugriff hat, damit sie ihre Aufgaben fortlaufend erfüllen kann. Ansonsten wandern die Toxine im Wesentlichen frei im Körper umher und schädigen alle möglichen Zellen, was zu zahlreichen Entzündungsherden führen kann. Sie erinnern sich bestimmt: Der Vagusnerv ist unentbehrlich, um sicherzustellen, dass Entzündungsherde nicht chronifizieren und gesundheitsschädliche Auswirkungen haben.

In der funktionellen Medizin hat die Leberfunktion, einschließlich ihre Entgiftung, absolute Priorität und ist eines der ersten Dinge, auf die wir achten, um sie zu optimieren, wenn die Patienten eine Therapie beginnen. Da sich die spezifischen Metaboliten im Urin zeigen, kann das Testen auf organische Säuren einen eindeutigen Hinweis auf die Leberfunktion und die Entgiftungsprozesse geben. Bevor wir uns die Darmbakterien vornehmen und sie wieder ins Gleichgewicht bringen, müssen wir also sicher sein, dass die Entgiftungsprozesse gut funktionieren. Ist das nicht der Fall, leidet der Körper wahrscheinlich unter einem geringgradigen chronischen Entzündungsprozess, der die Wirkungen, die vom Vagusnerv ausgehen, mit der Zeit zunichtemachen kann.

Eine stark funktionsgestörte Leber führt oft zu einer Fettleber, die immer häufiger diagnostiziert wird, sowie zu einer Lebervergrößerung (Hepatomegalie) und sogar einer potenziellen Leberzirrhose. Man darf nicht vergessen, dass die Leber das Körperorgan ist, das sich am schnellsten regenerieren kann. Mit den richtigen Nährstoffen kann eine schlecht funktionierende Leber sich ziemlich schnell erholen und wieder optimal zu funktionieren beginnen, um ihre zahlreichen Aufgaben zu erfüllen.

KAPITEL 11

CHRONISCHER STRESS

Stellen Sie sich vor, sie trainieren im Fitnessstudio und stemmen Gewichte. Sie haben eine Langhantel in den Händen, die Sie immer wieder von der Schulter aus über den Kopf heben. An jeder Seite der Hantel sind Gewichte angebracht, die Sie problemlos stemmen können. Sie fühlen sich gut bei dieser Übung, denn sie wissen, dass Sie damit Ihren Körper einer positiven Belastung, positivem Stress, wenn Sie so wollen, aussetzen. Sie trainieren Ihre Nerven und Muskeln, damit Sie dieses Gewicht über den Kopf heben können und mit jeder gelungenen Übung verspüren Sie ein größeres Erfolgsgefühl.

Stellen Sie sich nun vor, dass Ihnen auf jeder Seite der Hantel weitere 10 kg aufgelegt werden. Das Gewicht ist immer noch im Rahmen dessen, was Sie bewältigen können, doch es wird allmählich ziemlich schwer. Dann wird das Gewicht auf jeder Seite nochmals um 5 kg erhöht. Jetzt beginnt das Stemmen der Hantel mühsam zu werden. Es kommen weitere 5 kg und dann nochmals 5 kg dazu. Inzwischen haben Sie ernsthaft Mühe, dieses Gewicht zu heben, und es ist schon recht schwer, es einfach nur zu halten. Sie schwitzen, zittern und machen sich Sorgen, dass Sie die Hantel fallenlassen und sich möglicherweise verletzen könnten. Schließlich kommt jemand und hilft Ihnen, indem er die letzten 10 kg von jeder Seite wieder entfernt. Nun lässt sich die Hantel wieder zu stemmen. Mit dem steigenden

Stresspegel steigt auch Ihre Fähigkeit, mit den zunehmenden Stressfaktoren umzugehen, doch die Last kann zu groß werden, wenn sie nicht in Grenzen gehalten wird.

Das Gewicht an der Hantel ist eine Analogie zu den Stressfaktoren in Ihrem Leben. Wir alle brauchen ein gewisses Maß an positivem Stress, um daran zu wachsen. Ich nenne ihn positiven Stress, er wird aber auch als „Eustress" bezeichnet. Das sind Herausforderungen, die uns helfen, um an unseren Aufgaben zu wachsen und uns in Hochform zu fühlen. Zu den Möglichkeiten, Eustress zu empfinden, gehören das Training im Fitnessstudio, Reisen, um einen neuen Teil der Welt kennenzulernen, ein Kind zu bekommen und es auf seinem Weg zu einem gesunden, glücklichen Erwachsenen zu begleiten, sowie die wunderbaren Stressfaktoren, mit dieser Erfahrung einhergehen. All das sind positive Stressfaktoren, die unser Körper relativ leicht und immer wieder „stemmen" kann.

Gelegentlich kommen jedoch Stressfaktoren von außen dazu und belasten uns zusätzlich. Das können negative Stressfaktoren sein, die gemeinhin als „Distress" bezeichnet werden. Hierzu zählen zum Beispiel finanzieller Stress, mangelhafte Kommunikation in einer Beziehung, gesundheitliche Probleme und der Tod eines Angehörigen. Diese Stressfaktoren können negativ wahrgenommen werden und dazu führen, dass wir das Gewicht, das wir stemmen müssen, nun als Last empfinden. Es ist eventuell notwendig und in vielen Fällen auch ratsam, sich Hilfe von außen zu suchen, damit ein wenig von diesem Gewicht von der Hantel abgenommen wird.

Der Unterschied zwischen positiven und negativen Stressfaktoren besteht nicht darin, dass die einen Sie grundsätzlich aufbauen, während die anderen Sie außer Gefecht setzen. Der Unterschied entsteht vielmehr aus der Wahrnehmung dieser

Stressfaktoren und wie sie sich auf Sie auswirkt. Das mag ein wenig philosophisch klingen, doch behalten Sie es im Hinterkopf, denn es ist ein sehr wichtiger Gesundheitsfaktor. Wenn Sie einen Stressfaktor für positiv halten, dann wird er sich auch positiv auswirken – halten Sie ihn jedoch für negativ, wird er auch diese Wirkung auf Sie haben.

Das Parken des Autos weit entfernt vom Eingang eines Geschäfts oder Einkaufszentrums wirkt sich genau so aus. Wenn Sie glauben, dass das negativ ist und dass der lange Weg, der vor Ihnen liegt, eine Belastung darstellt, dann ist Ihre Wahrnehmung negativ und wird sich entsprechend auf Ihre Stimmung auswirken. Wenn Sie aber umgekehrt das Gefühl haben, dass der lange Weg eine Gelegenheit ist, sich tagsüber etwas mehr zu bewegen, und Sie das Laufen genießen, dann wird es eine positive Wirkung auf Ihre Stimmung und auf Ihre Gesundheit haben. Wenn es Sie interessiert und Sie sich mehr in dieses Thema einlesen möchten, lege ich Ihnen ein Buch von Bruce Lipton ans Herz: *The Biology of Belief* (zu Deutsch etwa: „Die Biologie des Glaubens").

Bedenken Sie, dass wir uns nicht immer aller Stressfaktoren in unserem Leben bewusst sind. Wir mögen zwar unter dem übermäßigen Gewicht auf der imaginären Hantel leiden, erkennen aber gar nicht erst, dass es da ist. Irgendwie fühlt sich das Gewicht, das wir tragen, schwerer an als es aussieht. Was die Gesundheit betrifft, so sind die Stressfaktoren auf der Hantel oft unsichtbar und belasten Sie mit ihrem Gewicht, ohne dass es Ihnen bewusst ist. Viele dieser Faktoren sind unseren Gewohnheiten geschuldet, die wir als solche gar nicht erkennen. Ich nenne sie „Lifestyle-Gewohnheiten" – und die gute Nachricht ist, dass Sie sie ändern können, sobald Sie sich ihrer bewusst werden. Ist das jedoch nicht der Fall, können sie Ihrem Körper zusätzlichen Stress zufügen. Mit diesen

Stressfaktoren werden wir uns im Folgenden noch eingehender beschäftigen.

Unser Körper kann mit allen Arten von Stress, positivem wie negativem, auf genau dieselbe Weise fertig werden. Wir wechseln von einem bequemen Zustand des Ruhens und Verdauens zu Kampf oder Flucht, wenn wir entweder aufstehen und den Stressfaktor bekämpfen oder vor ihm weglaufen können. Der Körper reagiert auf negativen, beispielsweise finanziellen Stress genauso wie auf positiven Stress, z. B. durch das Training im Fitnessstudio, denn er unterliegt genau demselben Prozess wie bei unseren Vorfahren in der menschlichen Entwicklungsgeschichte. Auch sie mussten mit dem Stress zurechtkommen, um vor einem Säbelzahntiger zu flüchten oder um mühsam ein Feuer zu entfachen.

Im Kampf-oder-Flucht-Zustand beginnen wir zu schwitzen und zu zittern, und das Blut fließt von den Organen des Ruhens und Verdauens in die Muskeln der Arme und Beine. Im Zustand des Ruhens und Verdauens leiten die Signale des Vagusnervs das Blut vermehrt in die Verdauungsorgane und die Bereiche des Gehirns, die dafür sorgen, dass Sie sich ausgeruht fühlen.

Diese Zustände sind nicht binär. Kampf oder Flucht versus Ruhen und Verdauen ist kein Schalter, den Sie umlegen können wie einen Lichtschalter, um das Licht ein- oder auszuschalten. Es handelt sich hier tatsächlich um ein Kontinuum.

Damit der Körper optimal funktioniert, sollten wir uns die meiste Zeit auf der parasympathischen Seite dieses Kontinuums befinden. Mit anderen Worten, das Gewicht, das wir auf der Hantel haben, sollte sehr gut zu handhaben sein. Wir sollten es leicht tragen können und dabei dennoch gut funktionieren. Etwa 80 Prozent der Zeit sollten wir unseren Vagusnerv aktivieren und in einem weitgehend parasympathischen Zustand sein.

Es ist jedoch wichtig, dass wir schnell und leicht in den sympathischen Zustand wechseln können, um mit Stressfaktoren fertig zu werden, die in jedem Augenblick auftreten können. Dank des Neurotransmitters Adrenalin und der Hormons Kortisol sind wir dazu tendenziell recht problemlos in der Lage.

Wir springen in einen hochgradig sympathischen Zustand, wenn ein unmittelbarer Stressfaktor auftritt. Stellen Sie sich vor, wie Sie körperlich reagieren würden, wenn Sie in einen Autounfall geraten oder wenn jemand plötzlich und unerwartet hinter einer Tür hervorspringt. Sie erschrecken sofort und wechseln in den Verteidigungsmodus. Ihr Herz beginnt zu rasen, die Augenlider flattern, aber dann machen Sie die Augen weit auf, um alles zu registrieren, was um sie herum passiert. Sie beginnen kurz und schnell zu atmen und unmittelbar zu schwitzen.

Um sich den parasympathischen Zustand vorzustellen, können Sie sich ausmalen, wie Sie sich im Urlaub fühlen, wenn Sie am Strand liegen und den Wellen des Ozeans lauschen, die in der Nähe heranrauschen. Ihr Körper ist entspannt, er fühlt sich so an, als könne er richtig verdauen, richtig schlafen und sich von jedem nur erdenklichen Stressfaktor erholen. Es liegt auf der Hand, warum wir uns im Urlaub so viel besser und gesünder fühlen.

Gesundheitliche Probleme tauchen dann auf, wenn Sie Probleme damit haben, aus dem sympathischen Zustand zurück in den parasympathischen zu wechseln. Wenn das Gewicht, das wir stemmen, sehr schwer ist und wir Schwierigkeiten damit haben, es zu bewältigen, ist es für uns auch schwierig, wieder zurückzukehren in einen ruhigeren, leichteren Zustand des Ruhens und Verdauens.

Zu diesem häufigen Szenario gehören die ständige Last der Stressfaktoren und das Glaubensmuster, dass diese Faktoren negativ seien. Wenn wir in diesem Zustand verharren, schalten wir die Vagus-Aktivität tendenziell ab, wir hören auf, sie zu trainieren. Stattdessen erhöhen wir die Aktivität unserer sympathischen Nerven in chronischer, langfristiger Weise mit einer kontinuierlichen Belastung durch niederschwellige Stressfaktoren. Wenn sich das über lange Zeit hinweg fortsetzt, verringern wir den Tonus des Vagusnervs allmählich und gehen tendenziell in Richtung einer Funktionsstörung dieses Nervs.

Was sind das nun für chronische niederschwellige Stressfaktoren, von denen ich hier spreche? Es sind die Stressfaktoren des Alltagstrotts – auf dem Weg zur Arbeit im Verkehr steckenbleiben, täglich einer Arbeit nachgehen müssen, die Ihnen vielleicht keine Freude mehr bereitet, die Sorge, was Sie und Ihre Familie am Abend essen werden, weil Sie vergessen haben einzukaufen usw. Es gibt so viele kleine Stressfaktoren, die sich zu einem, zwei, oder sogar fünf Kilo an Ihrer mentalen Hantel aufaddieren können, und obwohl das einzelne Gewicht minimal ist, ist die Gesamtsumme doch viel schwerer als wir meinen. Diese Stressfaktoren bringen die Funktion unserer Hypothalamus-Hypophysen-Nebennieren-(HPA)-Achse in ein Ungleichgewicht, das uns daran hindern kann, mit dem alltäglichen Energie- und dem Stresspegel zurechtzukommen.

> *Es ist nicht der Stress, der uns umbringt,*
> *es ist unsere Reaktion darauf.*
>
> Hans Selye

Wenn Ihr Körper chronisch mit geringgradigem Stress belastet ist, dann sind Sie nicht mehr in der Lage, die notwendigen Prozesse des Vagusnervs zu aktivieren. Mit der Zeit führt diese verminderte parasympathische Aktivität zu vermehrten Entzündungsherden, einer verminderten Aktivität der Immunzellen, einer schlechten Verdauungsfunktion, einer weniger wirksamen Entgiftungsleistung und vielen anderen Problemen, die sich negativ auf die Gesundheit auswirken können. Genau deswegen bekommen es die meisten Menschen, die gesundheitliche Probleme haben, in ihrem Leben tendenziell mit mehreren Krankheiten zu tun, die verschiedene Organe und die Gesundheit jeder einzelnen Zelle beeinträchtigen.

> *Es ist nicht die Last, unter der Sie zusammenbrechen, es ist die Art und Weise, wie Sie sie tragen.*
>
> Lou Holtz

Einer Ihrer wichtigsten Gesundheitsfaktoren ist Ihre Fähigkeit, sich aus einem sympathischen wieder in den parasympathischen Zustand zurückzuversetzen. Patienten, denen es tendenziell schneller wieder besser geht und die erstaunliche Ergebnisse erzielen, sind jene, die lernen, positive „Lifestyle-Angewohnheiten" für sich zu kreieren, sodass sie schneller, wirksamer und leichter aus dem sympathischen in den parasympathischen Zustand wechseln können. Um das Stressniveau verändern zu können, muss es möglich sein, zunächst all die Stressfaktoren zu identifizieren, unter denen unser Körper eventuell steht, insbesondere all jene, die nicht sichtbar sind, die unseren blinden Fleck besetzen. Die Strategien, mit denen meine Patienten ihre Stressfaktoren aufspüren und positive Veränderungen herbeiführen, sind Thema in Teil 3 dieses Buches.

Die Unfähigkeit, Stresssituationen zu meistern

In einem Interview mit meinem Freund und Kollegen Dr. Jared Seigler diskutierten wir viele der häufigen Anzeichen einer Funktionsstörung des Vagusnervs. Dr. Seigler erzählte auch von Patienten, die es mit einem hochgradig funktionierenden Vagusnerv und einem völlig erschöpften sympathischen Nervensystem zu tun haben. Diese Betroffenen haben oft erhebliche Probleme im Umgang mit Stresssituationen. Sie haben Schwierigkeiten mit großen Menschenmengen, lauten Geräuschen und engen Räumen. Das ist eine autonome Fehlfunktion, die dadurch verursacht wird, dass die Kanäle des Gleichgewichtsorgans nicht in der Lage sind, die emotionale Reaktion zu unterdrücken (sogenannter psychogener Schwindel).

Wenn die Nervenzellen des Sympathikus schwach sind, dann ist es sehr schwierig, ein emotionales Gleichgewicht zu halten, speziell in solchen Situationen. Diese Patienten haben auch oft mit Gleichgewichtsproblemen zu tun, da das Gleichgewichtssystem mit der autonomen Funktion und der Emotionskontrolle verbunden ist; die Tränendrüsen dieser Patienten bilden auch mehr Tränen und ihre Speicheldrüsen im Mund bilden mehr Speichel.

All das sind Zeichen einer unausgewogenen autonomen Funktion in Richtung einer Sympathikusschwäche und einer Dominanz des Parasympathikus. Es ist möglich, diese Symptome bei Patienten mit vestibulären Basistests willkürlich hervorzurufen, etwa durch Übungen, bei denen sie den Kopf neigen müssen oder durch das Drehen auf einem Stuhl. Diese Bewegungen können erhebliche Veränderungen der Herz- und Atemfrequenz hervorrufen sowie zu einer Verlangsamung der Verdauung führen.

Wie wir bereits besprochen haben, beruht die Stärke des Gehirns auf der Stärke der Nerven. Um festzustellen, wie gut Ihr Vagusnerv tatsächlich funktioniert, müssen wir gegen einen Ausgangswert testen und dann die beste Möglichkeit nutzen, um eine gesunde Aktivität sicherzustellen. Die Testmethoden werden in Kapitel 14 besprochen.

KAPITEL 12

SCHLAFPROBLEME UND STÖRUNGEN DES ZIRKADIANEN RHYTHMUS

Wie gut schlafen Sie? Wachen Sie morgens auf und fühlen sich ausgeruht und voller Energie? Im Schlaf durchlaufen wir fünf zyklische Stadien der Gehirnaktivität. Stadium 1 und 2 sind Phasen des leichteren Schlafs, der oft in den ersten 7-15 Minuten nach dem Einschlafen stattfindet. Stadium 3 und 4 sind die restaurativen Tiefschlafstadien, die mit Muskel- und Gewebereparatur, Wachstum und Entwicklung, einer verstärkten Immunfunktion und der Energiebildung für den nächsten Tag einhergehen – im Wesentlichen werden alle diese Aufgaben vom Vagusnerv vermittelt, damit der Körper für die Bestleistung am nächsten Tag gerüstet ist. Die Vagus-Aktivität (die durch die Herzfrequenzvariabilität gemessen wird) ist während der Schlafstadien 3 und 4 nachgewiesenermaßen erheblich höher.

Das 5. Stadium ist der sogenannte REM-Schlaf (von engl. *rapid eye movement*, schnelle Augenbewegung). Während dieser

Phase nimmt die Herzfrequenzvariabilität ab. Es wurde nachgewiesen, dass die parasympathische Aktivität während dieser Schlafphase deutlich zurückgeht. Die sympathische Aktivität dominiert den REM-Schlaf, der mit Erinnerungsbildung und Träumen einhergeht.

Diese Phasen finden mit zunehmendem Alter zu unterschiedlichen Zeiten in der Nacht statt, doch im Erwachsenenalter sind die ersten vier Stadien eher zyklisch und treten nachts früher auf, während es häufiger nach längerem Schlaf zur REM-Phase kommt. Daher werden so viele Menschen während eines Traums wach und können sich an bestimmte Traummomente erinnern. Normalerweise durchlaufen wir fünf oder sechs REM-Schlafzyklen pro Nacht, was auch bedeutet, dass wir etwa ebenso oft in die restaurative Tiefschlafphase eintreten.

Der restaurative Tiefschlaf ist der „Sportunterricht" für den Vagusnerv.

Der Vagusnerv trainiert während des restaurativen Tiefschlafs, also den Stadien 3 und 4 des Schlafzyklus. Genau wie der Gewichtheber eine bestimmte Muskelgruppe oder ein Yogi bestimmte Körperhaltungen trainiert, muss der Vagusnerv trainieren, um in Hochform zu kommen. Wenn Sie also nachts nicht gut und erholsam schlafen, kommen sie wahrscheinlich nicht in die restaurativen Tiefschlafphasen, die für das Vagustraining erforderlich sind – sie trainieren ihn somit nicht. Es ist beim Vagus wie bei den meisten anderen Nerven: Wenn Sie ihn nicht nutzen, geht seine Funktion verloren. Ich bevorzuge jedoch in Bezug auf die Nerven eine andere Formulierung: Wenn Sie ihn nicht trainieren, schwinden seine Kräfte (um eine optimale Leistung zu erbringen). Ihre Nerven zu trainieren, ist für deren Funktion äußerst wichtig. Ebenso wie es wichtig ist, im Fitnessstudio jene Nerven zu trainieren, die die Muskeln aktivieren, ist der restaurative Tiefschlaf ein „Fitnessstudio“ für das wichtige Training des Vagusnervs.

Zu einer optimalen Zeit schlafen zu gehen, ist unerlässlich für dieses Training. Die Empfehlungen gehen dahin, dass wir idealerweise jede Nacht acht Stunden schlafen sollten.

Nehmen Sie Ihr Abendessen spät zu sich oder snacken Sie gerne am Abend? Relativ neue Forschungen zeigen, dass die afferenten Fasern des Vagusnervs tatsächlich sogenannte Uhren-Gene im *Ganglion nodosum* exprimieren (zum Ausdruck bringen). Das bedeutet im Wesentlichen, dass der Vagusnerv aufgrund der im Magen vorhandenen Nahrung als periphere „Uhr“ wirkt. Es gibt bestimmte Zeiten, wann die Empfindlichkeit für eine Magendehnung hoch ist, und bestimmte Zeiten, wann sie gering ist. Wenn Sie schon einmal das Gefühl hatten, abends zu spät zu viel gegessen zu haben, dann kommt das daher, dass der Magen nach Sonnenuntergang wesentlich weniger empfindlich gegenüber einer Dehnung ist. Wenn Sie spät schlafen gehen, spät zu Abend essen und sich früh am nächsten Morgen schläfrig oder energielos fühlen, feuert Ihr Vagusnerv wahrscheinlich zu gänzlich unpassenden Zeiten, was zu einer Funktionsstörung der Nervensignale führt.

Es ist wichtig, nicht nur die richtigen Nahrungsmittel auszuwählen, sondern sie auch zu sich zu nehmen, solange es draußen hell ist und Sie noch lange genug wach sind, um sie richtig zu verdauen. Die Empfindlichkeit des Magens nimmt im Laufe der Nacht ab, sodass wir später am Abend eher zu viel essen, als am späten Nachmittag oder am frühen Abend.

KAPITEL 13

FEHLENDE SOZIALKONTAKTE

Der Mensch ist ein Herdentier. Direkter Sozialkontakt ist für unsere Gesundheit von überragender Bedeutung. Wenn Sie schon einmal mehrere Tage alleine zu Hause gewesen sind, haben Sie sich, da bin ich ganz sicher, irgendwann ein wenig niedergeschlagen und mürrisch gefühlt. Dieses Gefühl kommt nicht von ungefähr. Tatsächlich wird Ihr Vagusnerv aktiviert, wenn Sie in Gesellschaft sind und direkten Kontakt zu anderen Menschen haben.

Mein Mentor, Sachin Patel, wies mich darauf hin, dass in einem Gefängnis die Strafe für ein Fehlverhalten Isolationshaft ist – man wird buchstäblich allein, ohne Austausch mit anderen stunden- oder sogar tagelang in eine kleine Zelle gesperrt. Wir wären lieber von anderen verurteilten Kriminellen, selbst Mördern, umgeben, als ganz allein in einer Zelle zu sein.

Eine im Jahr 2009 von Schwerdtfeger et al. in *Health Psychology* veröffentlichte Studie ergab, dass die Herzfrequenzvariabilität – eine großartige Möglichkeit, den Tonus des Vagus zu bestimmen – bei Menschen mit weniger sozialem Austausch und einer depressivem Stimmung sinkt. Symptome der Depression, so hat man festgestellt, gehen mit einem mangelnden

Vagotonus einher. Wenn Patienten mit genau diesen Symptomen in soziale Situationen gebracht wurden, stiegen ihre Stimmung, die Herzfrequenzvariabilität und die Steuerung des Herzens durch das autonome Nervensystem – namentlich durch den Vagusnerv.

Diese Ergebnisse wurden nur ein Jahr später durch eine in *Biological Psychology* erschiene Studie von Kok et al. untermauert. Bei Erwachsenen, die von einer Universität angeworben wurden, wurde der Vagotonus zu Beginn des Programms bestimmt und dann noch einmal neun Wochen später. Menschen mit einem höheren Vagotonus empfanden eine vorhersagbar bessere Verbundenheit und positive Emotionen. Noch wichtiger war, dass diese Menschen am Ende der Studie eine Erhöhung des Vagotonus erlebten.

> Depressionen stehen in direktem Zusammenhang mit einem niedrigen Vagotonus.

Diese Studien zeigen, dass unsere Gefühle von Glück und Positivität in direktem Zusammenhang mit der Aktivität des Vagusnervs und mit dem Vagotonus stehen. Jene Menschen mit einer höheren Vagusaktivität fühlen sich tatsächlich besser und erleben den sozialen Umgang in einem positiveren Licht. Depressionen und eine gedrückte Stimmung korrelieren direkt mit einer geringeren Vagusaktivität.

Das bedeutet, dass Sie Ihren Vagusnerv umso besser für eine optimale Funktion trainieren, je mehr persönlichen sozialen Umgang sie haben. Menschen, die isoliert leben und begrenzte soziale Kontakte haben, sind nicht in der Lage, ihren Vagus bestmöglich zu trainieren, und sie leiden daher eher an gesundheitlichen Problemen, die durch vom Vagusnerv nicht steuerbare Entzündungsherde verursacht werden. Positive Emotionen bauen die körperliche Gesundheit auf, während negative Emotionen zu körperlichen Funktionsstörungen und Krankheit führen.

TEIL 3

AKTIVIEREN SIE IHREN VAGUSNERV

KAPITEL 14

DIE FUNKTION DES VAGUSNERVS MESSEN

In der funktionellen Medizin haben wir eine Redensart, an die wir uns halten, und wir versprechen, danach zu handeln: Wir rätseln nicht herum – wir testen. Die Bestimmung der Vagusfunktion macht da keine Ausnahme. Wir können viele unserer Empfehlungen auf die Symptome stützen, die ein Patient zeigt, aber für einen objektiven Test, der aussagt, welche Maßnahmen die besten für den einzelnen Patienten sind, gibt es keinen Ersatz.

Alles, was sich messen lässt, lässt sich auch verändern.

In diesem Kapitel stelle ich die vier Methoden vor, mithilfe derer wir die Vagusfunktion messen und bestimmen, ob sie optimal ist oder trainiert werden muss. Hierzu zählen:

1. die Herzfrequenzvariabilität,
2. die Herzfrequenz,
3. das Atemmuster und
4. die Darmpassagezeit.

Man sollte immer bedenken, dass sich alles, was man messen kann, auch verändern lässt. Wenn die Untersuchung des Vagusnervs keine optimale Funktion ergibt, können Sie sie verbessern, indem Sie die hier vorgestellten Maßnahmen ergreifen.

Die Herzfrequenzvariabilität

Der Herzfrequenzvariabilität (HRV, von engl. *heart rate variability*) ist der Goldstandard für die Bestimmung der Vagusfunktion. Kein einziger Test gilt als überzeugender und präziser, um das Aktivitätsniveau des Vagusnervs und seines Tonus darzustellen. Dieser Parameter wird mithilfe eines sehr teuren und hoch komplizierten Instrumentariums äußerst präzise unter Laborbedingungen gemessen; wer diese Messung auch zu Hause vornehmen möchte, kann dies mithilfe entsprechender Geräte ebenfalls tun.

Denken sie daran, dass der Vagus den Herzschlag auf eine angenehme Ruhefrequenz herunterregelt. Das Herz besteht aus vier Hohlräumen: dem linken und dem rechten Vorhof (fachsprachlich Atrium), durch die das Blut zum Herzen gelangt, und der linken und rechten Herzkammer (fachsprachlich Ventrikel), die das Blut jeweils in einen gesonderten Kreislauf pumpen. (Dabei erhält der rechte Ventrikel das sauerstoffarme Blut aus dem rechten Vorhof und pumpt es in den Lungenkreislauf, wo es, mit Sauerstoff angereichert, über den linken Vorhof in die linke Herzkammer und von dort in den Körperkreislauf gelangt; Anm. d. Übers.)

Der Herzschlag – das Geräusch klingt in etwa „di-did" – gliedert sich in zwei Pump-Phasen. Die erste betrifft die Muskelwände des linken und des rechten Vorhofs, die das Blut in die

Herzkammern pumpen. Die zweite ist viel stärker; sie betrifft die dickeren Kammerwände, die das (mit Sauerstoff angereicherte) Blut in die Aorta, die Hauptschlager (aus der linken Kammer) und das (über den Körperkreislauf zurückströmende sauerstoffarme) Blut in die Lungenarterie (aus der rechten Kammer) pumpen. (Die Lungenarterie ist die einzige Arterie, die sauerstoffarmes Blut transportiert, die Lungenvene die einzige Vene, durch die sauerstoffreiches Blut fließt. Das sind notwendige Ausnahmen, die der Physiologie geschuldet sind, denn in der Anatomie wird als Arterie ein Gefäß definiert, das vom Herzen wegführt und sauerstoffreiches Blut transportiert, und als Vene eines, das mit sauerstoffarmem Blut zum Herzen hinführt; Anm. d. Übers.) Es gibt eine ganz kurze Zeitspanne zwischen einzelnen Schlägen des Herzens, die als „Interbeat-Intervall“ oder auch „Schlag-zu-Schlag“-Intervall bezeichnet und in der keine elektrische Aktivität im Herzen erwartet wird.

Die Herzfrequenzvariabilität ist die Zeitmessung zwischen zwei aufeinanderfolgenden Pumpvorgängen des Herzens – die Zeit vom Ende einer Füll- und Auswurfperiode des Herzens bis zum Beginn der nächsten, also die Zeit zwischen zwei Herzschlägen. Ob und um wie viel die Zeit zwischen den Herzschlägen variiert, ist ein wichtiger Hinweis auf die kardiovaskuläre Gesundheit sowie die des autonomen Nervensystems. Je aktiver Ihr Vagusnerv ist, desto niedriger ist die Herzfrequenz innerhalb eines optimalen Bereichs, und desto variabler ist auch die Zeit zwischen den Pumpvorgängen Ihres Herzens.

Würde Ihr Herz weder von parasympathischen noch von sympathischen Nervenfasern innerviert, würde es mit etwa 100 Schlägen pro Minute (bpm, von engl. *beats per minute*) pumpen. Die sympathische Innervation könnte die Herzfrequenz auf 120 bpm steigern. Das ist ziemlich hoch und bedeutet etwa zwei Herzschläge pro Sekunde. Und das bedeutet, dass zwischen jedem Herzschlag 400 bis 450 Millisekunden (ms) liegen. Man könnte das als sehr geringe Herzfrequenzvariabilität bezeichnen, da die Zeit zwischen den Schlägen relativ konstant bleibt – die Schwankung zwischen den Schlägen beträgt höchstens 38 Millisekunden (die Differenz zwischen 408 als kleinstem und 446 als größtem Wert; Anm. d. Übers.).

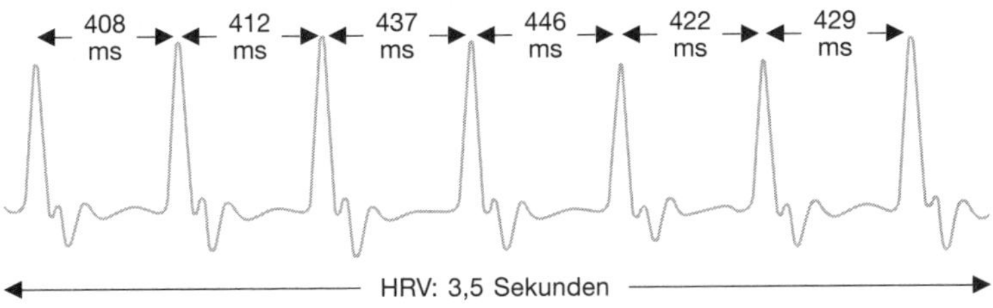

Die parasympathische Innervation unterstützt dagegen die Senkung der Herzfrequenz und die Steigerung der Herzfrequenzvariabilität. Sobald die Herzfrequenz auf ihren normalen Ruhezustand abfällt, kann die HRV gemessen werden, damit man feststellen kann, wie gesund ein Mensch wirklich ist und wie gut sein Vagusnerv feuert. Die optimale Herzfrequenz liegt zwischen 50 und 70 bpm, und die HRV sollte zwischen den einzelnen Schlägen deutlich unterschiedlich sein. Das würde als Beispiel einer hohen Herzfrequenzvariabilität gelten, da dann die Schwankung 130 Millisekunden (0,13 Sekunden) zwischen den Schlägen beträgt. Je höher Ihre Herzfrequenzvariabilität ist, desto wahrscheinlicher ist ein höheres Fitnessniveau, desto besser sind Ihre kardiovaskuläre Gesundheit und Ihr Vagotonus. Eine hohe HRV ist auch das beste Anzeichen für ein langes Leben.

Da die Technik immer besser und auch für die Allgemeinheit verfügbar wird, kommen nun auch Geräte auf den Markt, die es uns ermöglichen, die Kontrolle über unsere Gesundheit und die gesundheitlichen Vorhersagen durch die Messung dieser Parameter selbst zu übernehmen. Zwei davon benutze ich selbst und ermuntere auch meine Patienten dazu.

Das erste ist der sogenannte „Inner Balance Trainer“ von HeartMath (weitere Informationen bei VAK erhältlich). Diese Biofeedback-Technologie eignet sich für alle, die etwas über ihre Herzfrequenzvariabilität und ihre Gesamtgesundheit erfahren möchten, gleichzeitig aber auch etwas für die Verbesserung der HRV tun wollen. Mithilfe dieses Trainingsgerätes verbessern Sie Ihren Herzrhythmus und senden über den Vagusnerv positive Signale für Gesundheit und Langlebigkeit an das Gehirn. Ziel ist es, Sie in einen Zustand der sogenannten Kohärenz zu bringen und Ihre HRV durch regelmäßiges Training zu verbessern. In einem solchen Zustand ist unsere HRV hoch und der Körper funktioniert optimal.

Der Sensor lässt sich mithilfe einer App auf fast allen gängigen Smartphones nutzen. So kann jeder lernen, in den Zustand der Kohärenz zu kommen, was in sehr stressbelasteten Situationen extrem wertvoll ist, insbesondere für Menschen, die zu einem chronischen Sympathikus-Zustand neigen.

Es gibt alle möglichen Arten von neuen und aufstrebenden tragbaren Technologien, von denen viele überwachen können, wie Ihr Körper funktioniert. Das Wichtigste bei der Entscheidung, wie man seine Leistung überwachen möchte, ist die Überlegung, ob und in welchem Maße man dadurch eventuell elektromagnetischer Strahlung oder anderen nicht optimalen Energiefeldern ausgesetzt wird. Immer mehr Daten zeigen, dass sich die Belastung mit unterschiedlichen Arten von Strahlung nicht gerade ideal auf die Gesundheit auswirkt. Viele meiner Kollegen und auch ich nutzen den sogenannten „Oura-Ring“ (ein Ring mit Tracking-Funktion, der diverse körperliche Reaktionen aufzeichnen kann; im Internet erhältlich), denn wenn wir ihn im Flug- oder Offline-Modus verwenden, begrenzt er die Belastung mit gefährlichen elektromagnetischen Frequenzen (EMF). Sobald ich ihn abnehme, sind die Daten über mein Smartphone zugänglich.

Der Oura-Ring überwacht die „Schlag-zu-Schlag" Intervalle mit der sogenannten Photoplethysmographie (ein Verfahren zur Analyse der Strömung in den Venen; Anm. d. Übers.). Das Beste daran ist, dass man ihn die ganze Zeit tragen kann und er die aufgezeichneten Daten in Echtzeit übermittelt. Der Ring kann verschiedene Parameter überwachen, den aktuellen Gesundheitszustand, die Erholungsphase nach Ausdauer- oder Kraftsporteinheiten, wann Sie wieder bereit für eine neue Übung sind, Aktivitätseinbrüche, die eventuell eine aufziehende Infektion oder Erkältung anzeigen (möglicherweise vor den ersten Symptomen), Ihre Schlafqualität, wie Ihr Körper mit Stress umgeht und sogar, ob Sie dehydriert sind, also zu wenig getrunken haben (was zu einer Senkung der HRV führen kann).

Ruhepuls und Erholung der Herzfrequenz

Die Bestimmung des Ruhepulses ist eine einfache Messung, deren Ergebnis Ihnen sagt, wie gut Ihr Körper funktioniert. Wenn wir in Betracht ziehen, dass die durchschnittliche Herzfrequenz im Allgemeinen zwischen 60 und 100 bpm liegt, ohne jede autonome Stimulation aber eher bei etwa 100 läge, ist es zulässig daraus abzuleiten, dass innerhalb des optimalen Bereichs ein Wert umso niedriger liegt, je stärker die parasympathische Signalübertragung zum Herzen ist.

Der optimale Ruhepuls sollte bei einem gesunden Menschen im Bereich zwischen 50 und 70 bpm liegen. Die Herzfrequenz vieler sportlich aktiver Menschen ist tendenziell am unteren Ende bei 50 bis 60 bpm angesiedelt, weniger aktive, aber trotzdem gesunde Menschen, neigen zu einer Herzfrequenz von 60 bis 70 bpm. Die neuere Forschung zeigt, dass eine Ruhefrequenz von mehr als 76 mit einem erhöhten Herzinfarktrisiko in Verbindung gebracht wird. Tatsächlich korreliert das Sterberisiko – woran auch immer man verstirbt – sowohl bei Männern als auch bei Frauen mit einer erhöhten Herzfrequenz. Im Wesentlichen ist es so, dass das Gesamtsterblichkeitsrisiko mit der Höhe des Ruhepulses steigt, insbesondere aufgrund von Herz-Kreislauf-Erkrankungen.

Nach dem Sport ist es wichtig, zu messen, wie schnell der Herzschlag wieder auf die Ruhefrequenz absinkt. Man weiß, dass Übungen oder ein Training mit hoher Intensität den Ruhepuls im Laufe der Zeit senkt und ein konsequentes Training mit kürzeren Erholungszeiten in Zusammenhang steht. Wenn Sie lange brauchen, um sich nach einer Trainingseinheit zu erholen, so ist das ein Zeichen einer schlechten kardiovaskulären Gesundheit und eines mangelhaften Vagotonus; denken Sie daran, dass die Signalübertragung des Vagus wichtig ist für die Senkung der Herzfrequenz und den Erhalt eines niedrigen Ruhepulses. Eine optimale Erholung nach dem Training schließt ein minütliches Absinken um 12 bpm ein, während Menschen, die nicht gesund sind, länger brauchen, ihre Herzfrequenz also tendenziell um weniger als 12 Schläge pro Minute sinkt.

Um die Erholungszeit der Herzfrequenz zu bestimmen, sollten Sie Ihren Ruhepuls einige Male in entspanntem Zustand überprüfen. Sie können ein Smartphone oder einen anderen Fitness-Tracker verwenden, um ein relativ genaues Ergebnis zu bekommen und diesen Wert zu dokumentieren. Führen Sie dann Ihr normales Trainingsprogramm durch und prüfen Sie die Herzfrequenz direkt im Anschluss mit derselben Methode. Wiederholen Sie den Test nach 2, 4 und 6 Minuten. Nach 2 Minuten sollte Ihre Herzfrequenz um mehr als 24 bpm gesunken sein, nach 4 Minuten um mehr als 48 bpm und nach 6 Minuten sollten Sie Ihrer ursprünglichen Ruhefrequenz schon ziemlich nahe gekommen sein. Das hängt natürlich auch davon ab, wie hart Sie trainiert haben und ob Sie ein aerobes (zum Beispiel Laufen) oder ein anaerobes Training (zum Beispiel Gewichtheben) absolviert haben.

Wenn Sie Ihren Ruhepuls und die HRV regelmäßig aufzeichnen, werden Sie nach dem Training eine Erhöhung der HRV feststellen; Ihr Vagus ist während der Erholungsphase hochaktiv, da er damit beschäftigt ist, Gewebe zu reparieren. Bedeutet die aerobe und anaerobe sportliche Betätigung die Tonisierung von Muskeln, Herz und Spinalnerven, dann ist die Erholung davon die Trainingseinheit für den Vagus. Je mehr Sie trainieren, desto besser erholen Sie sich und desto wirksamer feuert Ihr Vagusnerv beim nächsten Training. Wer sich also regelmäßig sportlich betätigt, erholt sich schneller und besser, denn der Vagusnerv trainiert dabei, seine Arbeit mit größerer Effektivität und einem besseren Tonus auszuführen.

Paradoxe Atemmuster ermitteln

Setzen Sie bei jedem Atemzug das Zwerchfell ein? Ist Ihr Atemmuster unregelmäßig geworden und funktioniert daher Ihr Vagusnerv weniger optimal? Das ist ein sehr einfacher Test und eine Möglichkeit, mit der Sie sich die Zwerchfellatmung antrainieren können.

Setzen Sie sich aufrecht auf einen Stuhl oder legen Sie sich mit dem Rücken auf den Boden. Legen Sie die rechte Hand in die Mitte der Brust und die linke in die Mitte des Bauches. Atmen Sie jetzt tief ein. Bewegt sich Ihre rechte Hand mehr als ihre linke, dann atmen Sie nicht richtig. Während der Einatmungsphase sollte sich der Bauch mehr heben und senken als die Brust; wenn wir also richtig atmen, sollte sich die linke Hand mehr heben und senken als die rechte. Viele Menschen stellen fest, dass sich die Brust jedoch mehr bewegt als der Bauch. Das ist ein Zeichen der paradoxen Atmung und zeigt, dass die Betroffenen das Zwerchfell wahrscheinlich nicht nutzen, um voll, tief und richtig zu atmen. Machen Sie sich keine Sorgen, wenn Sie ein paradoxes Atemmuster zeigen, denn Sie können lernen, wieder richtig zu atmen. Man muss sich nur ein bisschen bemühen und täglich üben, um die längst vergessenen Muster aus der Kindheit wieder neu zu erlernen. Atemübungen finden Sie auf Seite 162.

Darmpassagezeit mit Sesamsamen ermitteln

Wie gut transportiert Ihr Verdauungstrakt die Nahrung weiter? Macht er das in einer optimalen, gesunden Geschwindigkeit? Wie in Kapitel 6 besprochen, müssen wir unsere Nahrung in einem bestimmten Zeitfenster aufspalten und verarbeiten, damit der Körper die wichtigen Nährstoffe aufnehmen kann. Der Test, der die Darmpassagezeit mit Sesamsamen bestimmt, kann uns einiges an Informationen darüber liefern, wie gut unser Verdauungstrakt funktioniert und ob wir in gesundheitlicher Hinsicht etwas ändern müssen. Alles, was Sie für diesen Test brauchen, ist ein Esslöffel helle Sesamsamen, eine Tasse Wasser (ca. 250 ml) eine Uhr, Notizblock und Stift.

Wir wissen, dass unser Darm keine Enzyme hat, um Sesamsamen aufzuspalten und zu verdauen (Ähnliches gilt für Mais), daher eignen sie sich so gut für diesen Test. Wir wissen auch, dass der Vagusnerv die treibende Kraft hinter der Peristaltik ist und dafür sorgt, dass sich der Verdauungstrakt in optimaler Geschwindigkeit bewegt. Alle Geschwindigkeitsschwankungen können auf einen Verlust der Kontrolle durch den Vagus oder auf eine andere Verdauungsstörung hinweisen.

Und so wird der Test gemacht: Geben sie zuerst die Sesamsamen in die Tasse mit dem Wasser und rühren Sie um. Trinken Sie dann das Wasser mit den Samen und achten Sie darauf, dass Sie diese nicht kauen. Notieren Sie jetzt die Uhrzeit, Sie können sie auch in Ihr Smartphone eintragen. Achten Sie beim nächsten und jedem weiteren Stuhlgang darauf, ob sich Sesamsamen darin befinden. Notieren Sie die Zeiten und schauen Sie immer wieder nach, bis Sie keine Samen mehr finden. Die optimale Zeit, wann sich die ersten Samen zeigen, ist etwa 12 Stunden nach dem Verzehr, die letzten Samen sollten spätestens 20 Stunden danach im Stuhl erscheinen. Wenn Sie etwa 16 Stunden nach der Einnahme Samen sehen, ist das ein Hinweis auf eine optimale Verdauung.

Scheidet der Körper die Samen sehr schnell wieder aus, arbeitet der Verdauungstrakt nicht gut genug, und der Vagusnerv feuert wahrscheinlich nicht optimal. Braucht der Körper sehr lange für die Passage, liegt sicher eine verminderte Vagusaktivität vor. In beiden Fällen ist eine Untersuchung des Darmmikrobioms sehr empfehlenswert, denn dadurch kann die Ursache der nicht optimalen Darmpassagezeit und der potenziell mangelhaften Signalübertragung des Vagus aufgedeckt werden.

* * *

Da wir jetzt einige einfache Möglichkeiten kennen, um die Vagusaktivität zu bestimmen und festzustellen, wie gut unser parasympathisches Nervensystem feuert, können wir zu den Übungen und Aufgaben übergehen, die die Funktion dieses Nervs verbessern und dazu beitragen, die Systeme von Herz und Kreislauf sowie Atmung, Immunität, Verdauung und Entgiftung des Körpers ins Gleichgewicht zu bringen.

KAPITEL 15

ÜBUNGEN ZUR AKTIVIERUNG DES VAGUSNERVS

In diesem Kapitel beschäftigen wir uns eingehend mit jeder der aktiven Übungen und Methoden, mit deren Hilfe Sie Ihren Vagusnerv aktivieren können, ohne dass Sie sich eine teure Ausrüstung dafür zulegen müssen. Viele der Forschungsarbeiten zu diesem Thema zeigen, dass regelmäßig durchgeführte Übungen ebenso wirksam sind wie jene Vorgehensweisen zur Stimulierung des Vagusnervs, für die teure Geräte nötig sind (wenn sie nicht sogar wirksamer sind als diese). Eine Zusammenfassung der täglichen Übungsprogramme sowie wöchentliche und monatliche Zielvorgaben finden Sie ab Seite 208.

Die Methoden und Übungen, die in diesem Kapitel besprochen werden, sind alle nachweislich wirksam, um den Vagotonus zu erhöhen. Es ist wichtig, daran zu denken, dass der Vagusnerv nicht einfach nur ein parasympathischer signalgebender Nerv ist: Der Vagusnerv hat vier separate Komponenten, von denen jede einzelne stimuliert werden kann, um den drei anderen eine optimale Signalübertragung und Aktivierung zu ermöglichen. Es handelt sich um folgende Komponenten:

1. Das Hautgefühl im mittleren Bereich der Ohrmuschel.
2. Die motorische Innervation von Rachen und Kehlkopf.
3. Die parasympathische Innervation von Herz, Lunge und anderen Organen.
4. Die afferenten Neuronen des Vagus, die über die viszeralen (von den inneren Organen kommenden) Fasern Signale zum Gehirn zurücksenden.

Denken Sie an diese vier Komponenten, während wir die verschiedenen Übungen durchspielen.

Atemübungen

Die erste und wirksamste Möglichkeit, den Vagusnerv positiv zu beeinflussen, besteht darin, richtig atmen zu lernen. Mit einfachen Worten, eine schnelle, flache Brustatmung ist ein Zeichen von Stress, durch den der sympathische Ast aktiviert wird, während eine langsame, tiefe Bauchatmung ein Zeichen von Ruhe ist und den Vagus aktiviert.

> *Nur der Atem kann unser autonomes Nervensystem beeinflussen.*
>
> Dr. Jared Seidler

Die überwiegende Mehrheit aller Menschen hat nicht gelernt, richtig zu atmen. Genau genommen haben wir uns unbewusst darauf trainiert, die richtige Atemmechanik zu vergessen. Wenn Sie den Test für das paradoxe Atemmuster von Seite 157 noch nicht gemacht haben, empfehle ich Ihnen dringend, ihn jetzt durchzuführen. Das richtige Atemmuster ist direkt mit der Funktion des autonomen Nervensystems verbunden und ein verändertes Atemmuster übermittelt dem Körper, dass er unter Stress steht. Was das bedeutet, tritt noch stärker hervor, sobald Sie sich vergegenwärtigen, dass ein durchschnittlicher Mensch 23 040 Atemzüge täglich macht.

Wenn wir lernen wollen, wie wir am effizientesten und am effektivsten atmen, müssen wir uns die Menschen anschauen, die führend und beispielgebend darin sind. Denken Sie an einige der großartigsten Sänger und Instrumentalisten unserer Zeit. Wenn Sie schon einmal in einem Konzert oder in der Oper gewesen sind, haben Sie wahrscheinlich festgestellt, dass außergewöhnliche Sänger und Instrumentalisten eine ganze Reihe von Liedern, Arien und Musikstücken darbieten können, ohne dass Sie groß pausieren müssen. Aufnahmen von Größen wie Frank Sinatra, Aretha Franklin und Céline Dion hören sich nicht so an, als wären sie außer Atem oder nicht in der Lage, einen Ton zu halten, denn sie haben zu atmen gelernt und es trainiert. Am effektivsten atmen Opernsänger, sie gehören zu den Menschen, die gelernt haben, die Funktion ihres Zwerchfells zu steuern, während sie die Stimmbänder in Schwingung halten.

Eine andere Gruppe, die man sich in diesem Zusammenhang anschauen muss, sind Profisportler. Sie sind die Besten der Besten – also all jene, die auch unter Druck Höchstleistungen erbringen. Stars wir Michael Jordan, Tom Brady, Cristiano Ronaldo, Tiger Woods, Wayne Gretzky, Nolan Ryan, Ken Griffey jun. und Babe Ruth haben alle eines gemeinsam – sie können ihren Stresspegel steuern, indem sie während der Ausübung ihres Sports für ein optimales Atemmuster sorgten. Um auf solch hohem Niveau leistungsfähig zu sein, trainieren sie sich ein langsames, ruhiges und angenehmes Atemmuster an, um unter den Bedingungen einer hohen Stressbelastung ruhig zu bleiben. Auch Sie können solch ein optimales Atemmuster erlernen, das Ihrem Körper signalisiert, dass es keinen Anlass für Stress gibt. Damit wird eine optimale Signalübertragung über den Vagusnerv und das parasympathische Nervensystem ermöglicht.

Viele Forschungsstudien haben ergeben, dass Übungen im langsamen Atmen bei der Verbesserung der Herzfrequenzvariabilität äußerst wirksam sind. Eine Studie ergab, dass sich die Verlangsamung der Atemfrequenz auf sechs volle Atemzüge pro Minute über einen Zeitraum von fünf Minuten sofort

Die folgenden einfachen Schritte eignen sich für die Durchführung der Übung:

1. Setzen Sie sich aufrecht hin, ohne Ihren Rücken irgendwo anzulehnen.
2. Atmen Sie stark aus, um möglichst viel Luft aus der Lunge zu bringen.
3. Legen Sie die rechte Hand auf die Brust und die linke auf den Bauch, direkt über dem Bauchnabel.
4. Atmen Sie 5–7 Sekunden tief durch die Nase ein, dabei soll sich Ihr Bauch vorwölben (Sie fühlen, wie sich die linke Hand hebt).
5. Halten Sie den Atem 2–3 Sekunden an.
6. Atmen Sie 6–8 Sekunden durch den Mund aus, wobei der Bauch sich wieder senken darf (Sie fühlen, dass sich nur die linke Hand nach unten bewegt).
7. Halten Sie den Atem 2–3 Sekunden an, ohne dass weitere Luft in die Lunge gelangt.
8. Wiederholgen Sie die Schritte 4 bis 7 so oft, wie sich das für Sie angenehm anfühlt oder über eine festgelegte Zeit.

auf die Erhöhung der HRV auswirkte. Wird das noch individuell angepasst, ist die Wirkung auf die HRV noch stärker. Die Bestimmung der niedrigsten Atemfrequenz, die optimal ist und sich für Sie persönlich richtig anfühlt, hat die größte positive Auswirkung auf Ihre HRV.

Nehmen Sie sich täglich fünf Minuten Zeit, um die tiefe Bauchatmung zu üben, und Ihr Körper wird es Ihnen danken. Zur Erzielung bester Ergebnisse führen Sie diese Übung mehrmals täglich durch, insbesondere in stressigen Zeiten. Selbst wenn Sie sich nur eine einzige Minute auf eine langsame, tiefe Atmung konzentrieren, kann sich das erheblich positiv auf Ihre Stimmung, Ihren Stresspegel und Ihre gesamte Gesundheit auswirken. Konzentrieren Sie sich dabei darauf, dass Sie durch die Nase einatmen, anstatt durch den Mund, das steigert die Wirkung der Übung noch weiter.

Wenn Sie bereits gelernt haben, diese einfache Übung des tiefen Atmens anzuwenden und Lust auf etwas Anspruchsvolleres und Fortgeschritteneres haben, empfehle ich Ihnen, es mit der Wim-Hof-Atemübung zu versuchen. Wim Hof ist ein niederländischer Extremsportler und seit ich seine Methode erlernt habe, sehe ich in ihm einen Visionär. Er ist auch als „Eis-Mann“ bekannt, da zu seinem Training und seiner Vorgehensweise neben den Atemübungen noch gehört, dass er sich starker Kälte aussetzt – und zwar oft und gerne. Wenn Sie mehr über die Methode erfahren und einen kostenlosen Mini-Kurs im Internet mitmachen möchten, dann besuchen Sie seine (englischsprachige) Seite unter: *www.wimhofmethod.com*

Atemmuster im Schlaf

Nachdem wir nun die Bedeutung eines optimalen Atemmusters im Wachzustand besprochen haben, müssen wir uns natürlich auch fragen: Wie sieht es damit aus, wenn wir schlafen? Der Durchschnittsmensch braucht sieben bis acht Stunden erholsamen Schlaf pro Nacht und atmet in dieser Zeit ungefähr 7200 Mal. Das ist insofern wichtig, da etwa ein Drittel unserer Atmung also dann stattfindet, wenn wir gar nicht wach sind. Wir können das optimale Atmen trainieren, während wir wach sind und unsere Handlungen unter Kontrolle haben, aber wie ist es, wenn wir schlafen?

Die Forschung zeigt, dass wir im Schlaf tendenziell wieder in schlechte Atemgewohnheiten zurückfallen. Das ist problematisch, denn eine Verlegung der Atemwege kann unsere Gesundheit und die Funktion des Körpers negativ beeinflussen, wenn wir nicht bei vollem Bewusstsein sind. Die obstruktive, durch eine Blockierung herbeigeführte sogenannte Schlafapnoe ist ein zunehmendes Problem, das man behandeln muss, wenn man seine Gesundheit verbessern will. Ich war selbst davon betroffen und weiß, dass viele Menschen diese Symptome auch haben, obwohl sie sie vielleicht gar nicht bemerken. Mir wurde das Problem erst bewusst, als ich verheiratet war. Meine Frau wies mich darauf hin, dass ich nachts grundlos aufhörte zu atmen und auch ziemlich laut schnarchte. Dadurch wurde mein Schlaf negativ beeinflusst, und wie Sie sich vorstellen können, erhielt mein Körper ein Stresssignal, dass er im Grunde genommen nachts mehrere Male kurz davor war, zu ersticken. Außerdem war das ein Hinweis darauf, dass mein Vagusnerv nicht optimal funktionierte. Die Symptome besserten sich, als ich eine Menge Gewicht verlor, sie tauchten jedoch von Zeit zu Zeit immer wieder auf, vor allem dann, wenn ich vor dem Einschlafen extrem müde war. Das war ein Problem, bis ich durch Mike Mutzel, ein Freund und Kollege, und den Zahnarzt Dr. Mark Burhenne, der zu Gast war bei *Mikes High Intensity Health-Podcast,* eine großartige Methode kennenlernte. Man nennt sie „Mouth Taping", es handelt sich tatsächlich um ein vorsichtiges Zukleben des Mundes; ich mache das jetzt immer.

Auch Mike hatte es, wie ich, mit einer leichten Form von Schlafapnoe zu tun. In diesem Podcast sprach Dr. Burhenne über die Methode und ihre Vorzüge. Wenn wir aufhören, durch die Nase zu atmen, setzt automatisch die Mundatmung ein. Wenn der Nasengang jedoch nicht mehr durchlüftet wird, wirkt sich das im Laufe der Zeit negativ auf das Mikrobiom in der Nase und auf ihre Schleimhautzellen aus. Das führt zu einer Verlegung des Nasengangs, zum Postnasal-Drip-Syndrom und zu einer erhöhten Histaminreaktion wie den jahreszeitlich bedingten Allergien.

Das „Mouth Tapping" besteht darin, dass man ein Stück Pflaster auf die Lippen klebt, damit sie im Schlaf geschlossen bleiben. Dadurch strömt die Luft dann zwangsläufig durch die Nase. Keine einzige Methode hat sich bisher als wirksamer bei der Verbesserung meines Atemmusters erwiesen; es ermöglicht mir einen tieferen, erholsameren Schlaf und meine Allergien gehen zurück.

Wenn wir durch den Mund atmen, ist die Zwerchfellatmung wesentlich schwieriger, doch wenn wir durch die Nase atmen, ist das eine ganz selbstverständliche Gewohnheit. HRV-Studien haben ergeben, dass wir die Funktion des Vagusnervs verbessern, wenn wir die Nasenatmung praktizieren, statt fälschlicherweise durch den Mund zu atmen. Wenn wir tagsüber aktive Atemübungen machen und nachts den Mund zukleben, kombinieren wir damit zwei Methoden auf überzeugende

Weise, die man zur Verbesserung des Atemmusters bei Tag und bei Nacht einsetzen kann.

Ausgezeichnet schlafen

Wir alle wissen, wie wichtig es ist, sich nachts gut zu erholen. Ich stelle Ihnen einige Methoden vor, die Sie als Teil Ihrer abendlichen Routine vor dem Schlafengehen nutzen können, um die Chancen auf einen gesunden, erholsamen Nachtschlaf zu erhöhen. Durch Studien zur Herzfrequenzvariabilität wurde nachgewiesen, dass sich dadurch das autonome Gleichgewicht verbessert.

Keine blaue Strahlung am Abend

Die Wellenlängen des Lichts verändern sich im Laufe des Tages, und unser Körper hat sich an ihre Signale angepasst. Wenn die Sonne morgens aufgeht, ist das Licht ziemlich warm und liegt im rot-gelben Wellenlängenbereich. Mittags hat es mehr Blauanteile und ist grell. Am Abend, wenn die Sonne untergeht, wechselt die Färbung noch einmal in den rot-gelben Bereich. Mit diesen Signalen wird unserem Körper mitgeteilt, welche Tageszeit gerade ist, damit er weiß, welche Hormone zu exakt welcher Zeit auszuschütten sind.

Die Bildschirme von Laptop, Fernsehgerät, Smartphone und Tablet senden jedoch alle Licht im blauen Wellenlängenbereich aus. Wenn wir jeden Abend kurz vor dem Zubettgehen auf diese Bildschirme schauen, erhält unser Körper fälschlicherweise das Signal, dass es nun Mittagszeit sei. Dadurch wird die Freisetzung von Melatonin verlangsamt, was ein wichtiges, zur Entspannung und zum gesunden Einschlafen benötigtes Hormon ist. Manche Geräte haben inzwischen einen eingebauten Blaulichtfilter, die meisten jedoch nicht.

Damit Sie die Belastung mit blauem Licht reduzieren und trotzdem Geräte und Bildschirme am Abend nutzen können, gibt es mehrere Möglichkeiten:

- Aktivieren Sie die Umschaltung auf Nachtmodus bei Ihren elektronischen Geräten (vorinstalliert bei Apple-Geräten, für manche Android-Systeme gibt es einen Blaulichtfilter, der sich einschalten lässt; Anm. d. Übers.)
- Laden Sie eine Dämmerungs-App auf das Smartphone (z. B. *Twilight,* für iOS und Android erhältlich).
- Installieren Sie Blaulichtfilterprogramme wie *f.lux* oder *Iris* auf dem Computer (für Apple und Windows erhältlich).
- Tragen Sie beim Fernsehen eine Brille, die das Blaulicht filtert.

Wenn Sie eine Brille benutzen möchten, die das Blaulicht blockiert, sollten Sie sich von Ihrem Augenoptiker kompetent beraten lassen.

Anstatt den Abend vor einem Bildschirm zu verbringen, empfehle ich Ihnen, mal wieder ein „echtes“ Buch zu lesen oder den Abend frei von Elektronik mit Angehörigen oder Freunden zu verbringen, denn sozialer Kontakt ist eine weitere großartige Möglichkeit, die Funktion des Vagusnervs zu verbessern.

Trennen Sie alle Elektronikgeräte nachts vom Strom

Zu den besten Dingen, die ich jemals für meine Gesundheit getan habe, gehört die Kündigung meines Kabel-TV-Vertrags. Das zwang mich dazu, mit dem nächtlichen Fernsehschauen aufzuhören. Seither nutze ich abends und nachts seltener elektronische Geräte und schlafe dadurch deutlich besser.

Eine sehr gute Möglichkeit, die abendliche Nutzung zu vermeiden, ist das Aufladen von Handy oder Tablet in einem anderen Zimmer, den WLAN-Router über eine automatische Zeitschaltuhr abzuschalten und zusätzlich alle Geräte auf Flugmodus zu stellen.

Essen oder trinken Sie nicht zu spät

Häufig wird der erholsame Nachtschlaf durch nächtliche Toilettengänge unterbrochen. Wenn Sie abends zu späterer Stunde essen oder trinken, dann müssen Sie zwangsläufig nachts raus. Sie sollten stattdessen Ihre letzte Mahlzeit mindestens zwei Stunden vor dem Zubettgehen zu sich nehmen und mindestens eine Stunde vorher das letzte Wasser trinken. Ihr Taillenumfang und Ihr Energiepegel danken es Ihnen am nächsten Tag!

Machen Sie es sich schön zu Hause

Die Nacht in einem sauberen, ordentlichen Raum zu verbringen, ist für guten Schlaf und Ihre Gesundheit unerlässlich. Herrscht ihn Ihrem Schlafzimmer Chaos, müssen Sie ständig daran denken, dass Sie dort unbedingt aufräumen und sauber machen müssen. Diese negative Energie schleicht sich in Ihre Seele und führt zu einem unruhigen Schlaf, der schlicht zusätzlichen Stress für den Körper bedeutet; dadurch schaltet das parasympathische Erholungssystem nachts allzu schnell ab.

Lassen Sie Ihre Wohnung beispielsweise durch einen Feng-Shui-Berater beurteilen, dann können Sie sichergehen, dass sie mithilfe der entsprechenden Maßnahmen und deren Beachtung mit positiver Energie gefüllt wird und Ihnen zu Wohlbefinden und Wohlergehen verhilft. Halten Sie Ordnung und säubern Sie Ihre Wohnung regelmäßig, denn das wirkt sich direkt auf Ihre Stimmung und auf Ihr Energieniveau aus. Ich empfehle Ihnen die Lektüre von *Magic Cleaning* von Marie Kondo. Darin erfahren Sie mehr darüber, wie eine saubere Umgebung die Energie in Ihrem Körper verändert.

Schlafen Sie auf „Ihrer" Seite

Eine im Jahr 2008 im *Circulation Journal* veröffentlichte Studie von Yang et al. verglich die Bandbreite der Herzfrequenzvariabilität in verschiedenen Schlafpositionen. Zweck der Studie war es, die beste Position für Patienten mit einer koronaren Herzerkrankung im Vergleich zu herzgesunden Menschen herauszufinden. Die Forscher stellten fest, dass die Rückenlage sowohl für die Test- als auch für die Kontrollpersonen die schlechteste Position ist, die Seitenlage, egal auf welcher Seite, dagegen zu einer deutlichen Verbesserung der HRV-Bandbreite führte. Äußerst interessant war, dass sich das Schlafen auf der rechten Seite insbesondere bei der Kontrollgruppe als am besten für die Vagus-Anpassung erwies.

Im Wesentlichen bedeutet das, dass sich das Schlafen oder das Liegen über längere Zeit auf dem Rücken negativ auf die Funktion des Vagusnervs auswirkt, während Liegen auf einer Seite (vorzugsweise auf der rechten) tatsächlich eine Erhöhung des Vagotonus ermöglicht. Das liegt daran, dass eine Verlegung der Luftwege in Rückenlage wahrscheinlicher ist, da die Zunge aufgrund der Schwerkraft nach hinten fallen kann. Das ist in Seitenlage nicht annähernd so einfach. Denken Sie daran, dass offene Atemwege für die Atemsteuerung absolut unerlässlich sind, sowohl hinsichtlich der Atemfrequenz als auch was die Atemtiefe betrifft.

Um das Schlafen in Seitenlage zu erleichtern, schlage ich vor, sich einfach ein Kissen zwischen die Knie zu legen. Dadurch bleiben Sie eher auf der Seite liegen und rollen nicht so schnell auf den Rücken zurück.

Sich starker Kälte aussetzen

Sind Sie schon einmal in einen See oder in einen Pool gesprungen, nur um festzustellen, dass das Wasser eisig ist und Sie bis ins Innerste frieren? Die Zähne klappern, der Körper zittert unkontrollierbar, Ihr Atem ist völlig außer Kontrolle. Sie atmen extrem flach und sind nicht in der Lage, Ihr Zwerchfell für eine ruhige und tiefe Atmung zu nutzen. Wie Sie sich vorstellen können, eignet sich ein solches Szenario hervorragend zur Aktivierung des sympathischen Nervensystems und der Kampf-oder-Flucht-Reaktion. Ihr Körper kämpft kurzfristig um sein Überleben und das wirkt sich unmittelbar auf seine Reaktion aus. Die Atmung wird flach und schnell, die Herzfrequenz steigt, der Körper verspürt in dieser Zeit keinen Wunsch nach optimaler Verdauung. Sein ganzes momentanes Bemühen ist auf das Überleben ausgerichtet.

Es mag Sie vielleicht überraschen, wenn Sie hören, dass das langfristig tatsächlich eine erstaunliche Auswirkung auf die Aktivierung des parasympathischen Systems hat. Werden Sie kontinuierlich einer Kälte- oder Kryotherapie, wie diese Art der Behandlung fachsprachlich genannt wird, ausgesetzt, lernen Sie, Ihre Atmung zu regulieren, was sich insgesamt positiv auf die Aktivierung des Vagusnervs und in erheblichem Maße entzündungshemmend auf den ganzen Körper auswirkt.

Solch eine regelmäßige Kältebehandlung ist die beste und einfachste Möglichkeit, einen schlecht funktionierenden Vagusnerv zu aktivieren und zu heilen. Am einfachsten bauen Sie das in Ihr tägliches Leben ein, wenn Sie beim Duschen auch kaltes Wasser verwenden. Ich gebe vielen meiner Patienten den Tipp, zunächst ganz normal zu duschen, dann gegen Ende die Temperatur so kalt wie möglich zu stellen und das kalte Wasser während der letzten Minute über den Kopf und den Nacken laufen zu lassen. Am Anfang ist das für das ganze System ein Schock und die Atmung verändert sich. Das Ziel ist, während dieser Zeit die Atmung unter Kontrolle zu bringen und so oft wie möglich tief über den Bauch zu atmen. Wenn Sie Ihren Körper darauf trainieren, in die Kälte hinein zu atmen, stärkt das den Vagus sehr und führt zu einer optimalen Funktion sowohl des ganzen parasympathischen Systems als auch des Vagusnervs selbst. Da Ihnen diese Minute mit der Zeit immer leichter fällt, können Sie pro Woche eine Minute oder vielleicht sogar zwei Minuten Kälte zugeben, bis Sie sich mit einem strahlenden Lächeln auf dem Gesicht eiskalt duschen können!

Die Kryotherapie ist eine aufstrebende und wissenschaftlich nachgewiesene Methode, die eingesetzt wird, um Entzündungen einzudämmen und den Heilungsprozess über das parasympathische Nervensystem zu aktivieren. Die große Mehrheit der Profi-Sportler, aber beispielsweise auch der NLP-Trainer Tony Robbins, unterziehen sich der Kryotherapie nach jedem Wettkampf oder Auftritt.

Selbst Wim Hof, der Erfinder der Wim-Hof-Methode, baut Kältebehandlungen wegen ihrer erstaunlichen Heilwirkungen ein. Er ist als der „Eis-Mann“ bekannt, da er regelmäßig Eisbäder mit seinen Klienten nimmt und in Veranstaltungen weitergibt, welche Vorteile es hat, sich der Kälte auszusetzen. Wenn

Sie das Gefühl haben, dass kalte Duschen überflüssig und zu einfach geworden sind, versuchen Sie doch einmal, nur mit Shorts und Stiefeln bekleidet wandern zu gehen – wenn Sie im Internet nach Wim suchen, finden Sie ein Bild, auf dem er genau das macht.

Summen oder Chanten

Eine andere Möglichkeit, den Vagusnerv zu aktivieren, ist die Stimulation und der Einsatz der willkürlichen Muskeln, an die er seine Signale sendet. Durch Aktivieren dieser Muskeln stimulieren Sie Zentren des Hirnstamms, die Signale durch den Vagus schicken – nicht nur die Zentren zur Muskelsteuerung, sondern auch alle umliegenden Muskeln.

Durch Summen oder Chanten (Singen von Mantras) können Sie die Kehlkopfmuskeln aktivieren, die Signale direkt aus dem oberen und dem rückläufigen Kehlkopf-Ast des Vagus erhalten. Sie ermöglichen Ihren Stimmbändern, sich gemäß der Muskelspannung anzuspannen und zu entspannen und so der Stimme die Tonhöhe zu geben. Wenn wir tief aus der Kehle heraus summen, aktivieren wir diese Muskeln, bringen sie zum Schwingen und stimulieren den Vagus dazu, diese Signale zu senden.

Vielleicht kennen Sie die sakrale hinduistische Silbe „Om“, mit deren Hilfe bei lautem Rezitieren eine tiefe Schwingung in der Kehle erzeugt wird. Die Schwingung von „Om“, dem nachgesagt wird, dass es auf der Resonanzebene des Göttlichen schwingt, führt in der Ausübung des Hinduismus zu einer starken spirituellen Bindung. In anderen Kulturen werden einfachere Wörter verwendet, etwa Amin, Ameen und Amen; sie scheinen aber alle das göttliche Wort zu bedeuten.

Im Vagusnerv, der beim Chanten auf dieser Frequenz schwingt, stimuliert das Wort tatsächlich die Muskeln von Kehlkopf und Stimmbändern und ermöglicht so die Stimulation der vagalen motorischen Fasern. Macht man das lange genug und mit ausreichend Kraft, können die anderen signalisierenden Anteile des Nervs ebenfalls stark stimuliert werden. Das ermöglicht uns, den Atem zu steuern, die Gedanken zu entschleunigen und uns so zu zentrieren, dass wir in eine extreme Tiefenentspannung versetzt werden. Außerdem verbessert sich nachweislich die Verdauung und die Entzündungsherde im Körper gehen zurück. Summen oder das Chanten des Wortes „Om" vor einer Mahlzeit kann sich als ausgesprochen beruhigend erweisen und die Aktivität des Vagusnervs für den Verdauungstrakt und die anderen Bauchorgane stimulieren. Das Chanten von „Om" zu anderen Zeiten, auch nach einem belastenden Ereignis, ist eine wertvolle Methode, um den Stresspegel und die infolgedessen erhöhte Aktivität des Sympathikus zu senken.

Man kann auch andere Wörter summen oder chanten, die diese Muskeln aktiv stimulieren und die die Signalübertragung des Vagus verbessern können, doch „Om" ist jenes, das ich persönlich als am wirksamsten empfinde, da die Schwingung der Kehlkopfmuskeln dabei ganz besonders ersichtlich ist.

Den Würgereflex aktivieren

Analog zum Summen und Chanten gibt es eine weitere Möglichkeit, die Muskeln zu stimulieren, die vom Vagusnerv innerviert werden und – zwar durch die Aktivierung des Würgereflexes. Dieser Reflex, der auch als pharyngealer oder Rachenreflex bezeichnet wird und für dessen optimale Funktion eine ganze

Reihe von Nerven aktiviert werden müssen, ist für den Schutz vor Erstickung erforderlich.

Wenn ein Gegenstand unbemerkt in den Mund gelangt und mit dem weichen Gaumen (dem weichen Anteil am hinteren Ende des Gaumens) in Berührung kommt, wird ein sehr schnelles sensorisches Signal durch den IX. Hirnnerv hinauf zum Hirnstamm und dem motorischen Anteil dreier verschiedener Hirnnerven gesendet. Der erste dieser Nerven ist der Rachen-Ast des Vagus, der sofort für die Kontraktion der drei Rachenmuskeln hinten am Rachen sorgt, damit der Gegenstand nicht weiter in den Körper eindringen und potenziell in der Luftröhre steckenbleiben kann. Die Hirnnerven V. und XII. werden ebenfalls stimuliert, führen zur Öffnung des Kiefers und veranlassen die Zunge, sich nach vorn zu schieben und den Gegenstand hinauszubefördern.

Durch die willentliche Aktivierung des Würgereflexes kommt es sofort zu einem Signal an den Vagus und die anderen Nerven, das dafür sorgt, dass ihre Signalübertragung schnell und und optimal bleibt. Die beste Möglichkeit, das zu trainieren, gibt es zweimal täglich beim Zähneputzen: Sie können mit der Zahnbürste den weichen Gaumen berühren und diesen Reflex auslösen. Das ist eine sehr gute und einfache Möglichkeit, die sich bekanntermaßen direkt auf die Signalübertragung des Vagusnervs auswirkt. Da unsere zwölf Hirnnerven paarig angelegt sind und sich auf beiden Seiten des Körpers befinden, muss man auch beide Seiten des weichen Gaumens stimulieren, um von dieser Übung vollumfänglich profitieren zu können.

Gurgeln

Als ich noch ein Kind war, hat mich mein Vater oft dazu ermuntert, morgens und abends nach dem Zähneputzen mit Salzwasser zu gurgeln, so wie er das schon sein ganzes Leben lang macht. Es erzählte mir dann immer, dass das gut für meine Gesundheit sei – doch ich setzte mich nur mit einem Lachen über seinen Rat hinweg und nahm es auf die leichte Schulter. Tatsächlich war er einer interessanten Sache auf der Spur. Ich hätte es wissen müssen – er ist trotz seiner 70 Jahre sehr gesund.

Gurgeln heißt, einen Schluck Wasser im Rachen kräftig hin- und herzubewegen. Dafür müssen die drei Rachenmuskeln hinten im Rachen aktiviert werden, und somit ist das eine weitere Methode, den Vagus durch die Aktivierung von Muskeln zu stimulieren. Wie mein Vater mich ständig erinnerte, nutzt man diese einfache Möglichkeit am besten, in dem man zweimal täglich nach dem Zähneputzen gurgelt.

Will man beste Ergebnisse erzielen, gurgelt man optimalerweise besonders kräftig, bis einem die Tränen kommen. Wenn der Vagus feuert, sendet er aktiv Signale von seinen Kerngebieten im Hirnstamm aus, die durch die eigene Verstärkung auch einige benachbarte Kerngebiete aktivieren. In diesem Fall wird der sogenannte *Nucleus salivatorius superior* stimuliert, der unter anderem die Tränendrüsen um die Augen zur Bildung von Flüssigkeit antriggert. Wenn Sie so kräftig gurgeln, dass Ihnen die Tränen kommen, dann machen Sie es richtig; das wirkt sich enorm auf Ihren Vagus aus.

Gibt man zum Gurgelwasser etwas rosafarbenes Himalaja-Salz dazu, erzielt man nachweislich eine antibakterielle Wirkung; manche unerwünschten Bakterien können so aus dem Mund

und dem oberen Verdauungstrakt entfernt werden. Eine sehr ähnliche Wirkung haben ätherische Öle wie Oreganoöl.

Yoga oder Pilates

Yoga und Pilates sollen nicht nur Ihren Körper trainieren, sondern auch die Seele und den Geist beruhigen und die Atmung zu regulieren. Mit diesen Methoden wird geübt, wie man bei zunehmenden Stressfaktoren von außen seinen Atem optimal willentlich steuert und es wird gelehrt, die Atmung unter Kontrolle zu halten.

Die meisten Yoga-Sitzungen werden mit einer langsamen, tiefen Bauchatemübung beendet. Die Idee dahinter ist, dass Sie lernen, Ihr Atemmuster in verschiedenen Körperhaltungen beizubehalten. Jede dieser Positionen setzt den Körper einem anderen körperlichen Stressfaktor aus. Zur Steigerung des Stresslevels bei den Übungen kann auch Hitze und Feuchtigkeit eingesetzt werden, was dem Körper noch mehr abverlangt. Moksha- und Bikram-Yoga sind zwei Beispiele dafür.

Wenn wir lernen, in Stresszeiten die langsame, tiefe Bauchatmung beizubehalten, kann unser Körper auf einem viel höheren Niveau funktionieren. Wenn wir trainieren, mit willkürlichen Stressfaktoren umzugehen, indem wir die Atmung beibehalten, können wir auch trainieren, unsere Körperhaltung zu bewahren und andere Stressfaktoren mit deutlicher Gelassenheit zu handhaben.

Pilates entstand als Methode für das Erlernen einer richtigen Atmung. Wie notwendig sie ist, haben wir in diesem Buch schon mehrfach besprochen, sie ist für unsere Gesundheit unerlässlich. Wenn wir in Zeiten von niedriger Stressbelastung paradox atmen, kann unser Körper mit Zeiten von hoher Stressbelastung nicht umgehen.

Werden Yoga und Pilates so gelehrt, dass der Schwerpunkt auf der Atmung liegt, sind sie beide hervorragende Methoden zur Optimierung des Atemmusters, zur Verringerung der Entzündungsreaktionen und zur Aktivierung des Vagusnervs, damit er optimal funktioniert.

Achtsamkeit

Nehmen Sie sich, einen Augenblick Zeit, um ruhig dazusitzen, die Augen zu schließen und Ihre Aufmerksamkeit zu fokussieren, bevor Sie mit einer Aufgabe beginnen? Sorgen Sie dafür, dass Sie sich zu 100 Prozent in diese Aufgabe einbringen, die Sie vor sich haben? Und wenn Sie ruhen, nehmen Sie sich dann einen Augenblick Zeit, um Dankbarkeit für Ihre Umgebung zu empfinden?

Achtsamkeit ist genau das: Sich die Zeit zu nehmen und sich zu bemühen, auf das zu achten, was man tut und was um einen herum geschieht. Viele von uns springen von einer Aufgabe zur nächsten oder löschen, im übertragenen Sinn, ein Feuer nach dem anderen, ohne darauf zu achten, was eigentlich um uns herum geschieht. Wir sind so mit dem „Abhaken" dieser Aufgaben beschäftigt, dass die Konzentration auf eine einzelne Sache und die Gelegenheit, sich ihr mit voller Aufmerksamkeit zu widmen, ganz ins Hintertreffen gerät; es fühlt sich so an, als wäre es eine Verschwendung von Zeit und Mühe.

Viele Gesundheitsfachleute, mich eingeschlossen, machen sich auch genau dieses Vorwurfs schuldig. Wir hetzen von Patient zu Patient oder von Termin zu Termin und vergessen oder versäumen es schlicht, dem Umstand unsere volle Aufmerksamkeit zu schenken, dass ein Mensch uns mit Entscheidungen betraut, die seine Gesundheit und sein Leben betreffen. Mein Beruf eröffnet mir die Chance, das Leben meiner Patienten auf positive und tief greifende Weise zu beeinflussen, und so bin ich mir der Aufmerksamkeit, die ich jedem von ihnen schenken kann, sehr wohl bewusst. Bevor ich meinen nächsten Patienten hereinbitte, nehme ich mir einige Minuten Zeit, um einen Blick in meine Notizen zu werfen, Ablenkendes wegzuräumen und Aufgaben zu erledigen, die andere Dinge betreffen. Dabei rufe ich mir einen Augenblick lang ins Gedächtnis, dass jeder Patient darauf vertraut, dass ich ihm bei der Erreichung seiner Gesundheits- und Lebensziele helfe.

Achtsamkeit bedeutet, jede Aufgabe nach bestem Wissen und Gewissen mit 100 Prozent Aufmerksamkeit zu erledigen. Das heißt sein Umfeld wahrzunehmen, sich aller Umstände bewusst zu sein, die einen zu genau diesem Augenblick geführt haben, und dankbar dafür zu sein.

Man kann nicht achtsam sein, wenn man gestresst ist, unter Entzündungsherden oder Schmerzen leidet. Unser sympathisches Nervensystem neigt dazu, unsere Aufmerksamkeit in Beschlag zu nehmen und uns daran zu hindern, uns auf das zu konzentrieren, was wir gerade tun. Wenn Sie den ganzen Tag über aktiv Achtsamkeit praktizieren, konzentrieren Sie sich auf Ihren Atem und darauf, wie Sie jede anstehende Aufgabe bewältigen können. Das verschiebt das Gleichgewicht in Richtung des parasympathischen Nervensystems und ermöglicht es dem Vagus, seine Aufgabe zu erfüllen.

Achtsam an eine Aufgabe heranzugehen, das bedeutet, immer nur eine Sache zu tun, dieser Sache die volle Aufmerksamkeit zu widmen und sie zu beenden, bevor man die nächste in Angriff nimmt. Achtsam zu essen, ermöglicht uns das Gefühl von Sättigung und hält uns davon ab, zu viel zu essen. Achtsame Entspannung ermöglicht es uns, das Gefühl von Erholung und Regeneration schneller zu erlangen, als wir es uns vorstellen können. All das erfordert einen Vagusnerv, der aktiv und beschäftigt ist, denn wir müssen uns darauf verlassen können, dass unser Körper ruhen, verdauen und sich erholen kann. Multitasking, wie man heute das gleichzeitige Erledigen mehrerer Dinge nennt, ist das genaue Gegenteil von Achtsamkeit.

Achtsam zu sein bei all dem, was ich tue, esse und fühle, während ich im Hier und Jetzt verweile, hat wie nichts anderes mein Leben so positiv verändert und ist bei Weitem der wichtigste Grund dafür, dass meine gesundheitlichen Perspektiven positiver geworden sind. Achtsamkeit wurde zu einem wichtigen Seismografen für mich und viele andere Menschen in meinem Umfeld, und ich bin sicher, dass sie auch in Ihrem Leben zu tief greifenden positiven Veränderungen führen kann.

Meditation

Meditation ähnelt dem Praktizieren von Achtsamkeit. Sie ist die Kunst, die eigene Aufmerksamkeit auf den Atem zu richten, und die Disziplin, mit der Aufmerksamkeit nicht zu jedem Gedanken abzuschweifen, der einem in den Sinn kommt. Unser Gehirn ist geschaffen, um zu denken und dynamische, intelligente Verbindungen zwischen unseren Gedanken und Handlungen herzustellen. Meditation lehrt uns, auf unser Herz zu hören, uns auf den Atem zu konzentrieren und eher Beobachter unserer Gedanken als Opfer ihres Strömens zu werden.

Anstatt über die vielen Meditationsmethoden zu diskutieren, möchte ich mich lieber über ihre Vorzüge äußern. Studien zur Herzfrequenzvariabilität haben ergeben, dass sich Meditation deutlich positiv auf die Funktion des Vagusnervs auswirkt, da sich unsere Aufmerksamkeit während des Meditierens auf den Atem richtet. Es gibt verschiedene Arten zu meditieren, doch jene, die sich auf die Atmung konzentrieren, sind am besten geeignet, um die Herzfrequenzvariabilität zu verbessern. Dazu gehören die Atemmeditation, die Metta-Meditation, Vipassana und die Achtsamkeitsmeditation.

Einen ganz besonders interessanten „Leckerbissen" an Information fand ich bei meiner Recherche – dass nämlich die HRV nur bei den Patienten eine Verbesserung zeigte, die sich nicht als Perfektionisten bezeichneten. Eine im *International Journal of Psychophysiology* veröffentlichte Studie von Azam et al. ergab, dass Kontrollpatienten eher positive Veränderungen bei ihrer HRV im Vergleich zu Patienten erfuhren, die von sich behaupteten, sie seien Perfektionisten. Im Wesentlichen waren die „Perfektionisten" so darauf fokussiert, perfekt oder richtig zu meditieren, dass es ihnen nicht möglich war, sich zu entspannen und Nutzen aus der Methode selbst zu ziehen. Zu den häufigsten Dingen, die ich von meinen Patienten zu hören bekomme, wenn ich Sie zum Thema Meditation befrage, gehört, dass sie „nicht in der Lage sind, sie richtig zu machen". Diese perfektionistische Haltung ist genau das, was sie davon abhält, ihre Vorzüge zu erkennen. Meditiert man ohne jede beliebige Erwartung, ohne vorgefertigte Vorstellungen über die „richtige Art und Weise", ist es einfacher, davon zu profitieren.

Für Anfänger empfehle ich geführte Meditationen, wie man sie auf YouTube oder durch eine App für das Smartphone findet. Für all jene, die unbedingt ein Feedback für ihre Art zu meditieren brauchen, ist der bereits erwähnte „Inner Balance

Trainer“ eine gute Möglichkeit, um festzustellen, ob Sie einen Kongruenz-Zustand erreicht haben, der über die HRV gemessen wird. (Informationen dazu erhalten Sie bei VAK.) Eine andere Möglichkeit ist „Muse“, ein Meditationsstirnband, das die Aktivität der Gehirnwellen misst und Ihnen ein akustisches Feedback in Echtzeit gibt. Das sind aber alles *zusätzliche* Instrumente, die für die Ausübung der Meditation gar nicht nötig sind; sie können jedoch eine gute Investition für all jene Perfektionisten sein, die sonst gar keinen Nutzen aus der Meditation ziehen können.

Lachen und soziale Bindungen

Würden Sie öfter lachen, wenn Sie wüssten, dass sich Ihre Gesundheit dadurch verbessern würde? Erinnern Sie sich an das letzte Mal, als Sie mit Freunden so richtig viel gelacht haben: Haben Sie sich in den folgenden Stunden großartig gefühlt? Haben Sie nachts besser geschlafen? Sind Sie am nächsten Morgen mit einem sehr guten Gefühl aufgewacht?

In der aktuellen Forschung wird wiederholt nachgewiesen, dass Lachen und Lachyoga sehr wirksam für die Verbesserung der Stimmung und der Herzfrequenzvariabilität sind. Wir neigen dazu, unser Zwerchfell einzusetzen, wenn wir lauthals und mit Vergnügen lachen, üben dabei unsere Fähigkeit, die Atemfrequenz zu steuern und stellen sicher, dass wir unser Atemmuster normalisieren können. Diese Übung stärkt den Vagusnerv. Wer regelmäßig lacht, verbessert auf großartige und vergnügliche Weise die Funktion seines Vagusnervs. Ich versuche, so oft wie möglich lustige Videos anzuschauen oder zu Comedy-Veranstaltungen zu gehen, um mich sozial eingebunden zu fühlen und die gesundheitlichen Vorzüge des Lachens zu genießen. Lachyoga-Kurse zu besuchen, regelmäßig Freunde zu treffen, um lustige Geschichten auszutauschen und eine Komödie im Fernsehen anzuschauen, sind sehr gute Möglichkeiten, um mehr zu lachen. Soziale Bindungen gehören direkt dazu, da wir eher laut herauslachen, wenn wir in Gesellschaft anderer sind, insbesondere von Freunden und Familie. Sozial eingebunden zu sein, gehört zu den besten Bestimmungsgrößen für die Gesundheit und kann unter Umständen manches Mal sogar wichtiger sein als das, was Sie essen.

Menschen möchten unter anderen Menschen sein. Wenn wir uns einsam und von anderen abgekoppelt fühlen, beeinflusst das unsere Stimmung und unsere Gesundheit negativ. Wir genießen tendenziell die Gesellschaft anderer und ziehen die Unterhaltung von Angesicht zu Angesicht mit „echten" Menschen vor. Wenn wir mit anderen zusammen sind, neigen wir dazu, mehr zu lachen, mehr zu lächeln und uns entspannter zu fühlen. Noch besser geht es uns, wenn wir die Zeit mit Menschen verbringen, mit denen wir harmonieren und Werte teilen.

Wenn Sie sich einsam, niedergeschlagen oder einfach nicht eingebunden fühlen, sollten Sie eine Möglichkeit finden, um mehr Zeit mit anderen zu verbringen und Kontakt mit Menschen zu halten, die dieselben Werte teilen wie Sie. Hat körperliche Fitness einen hohen Stellenwert für Sie, gehen Sie in ein Fitnessstudio oder belegen Sie mit Freunden einen Yoga-Kurs. Ist Kommunikation wichtig für Sie, schließen Sie sich einer Gruppe sogenannter Toastmaster an und üben Sie Ihre Fähigkeiten, vor Publikum zu sprechen – mit Menschen, die Sie darin unterstützten und denken wie Sie. (Die sogenannten Toastmaster sind eine inzwischen weltweit verbreitete Organisation zur Förderung der Kunst des öffentlichen Redens, der effektiven Kommunikation sowie der Menschenführung; Anm. d. Übers.) Oder gehen Sie mit Freunden ins Kino oder zum Essen, um sich zu unterhalten und eine gute Zeit zu haben. Dieser Planet hat sieben Milliarden Bewohner und es gibt unzählige Aktivitäten und Interaktionen, die es Ihnen ermöglichen, mit diesen Menschen in Kontakt zu kommen.

Man nimmt an, dass wir mit zunehmendem Alter weniger lachen, aber die gesündesten Menschen lachen eher mehr. Und in den sogenannten blauen Zonen, also den Regionen auf der Welt, in der die Menschen am längsten leben (und viele von ihnen über 100 Jahre alt und immer noch körperlich aktiv sind), ist die soziale Eingebundenheit ein großes Thema.

Gehen Sie also hinaus, genießen Sie soziale Erfahrungen mit den Menschen in Ihrer Umgebung, lernen Sie neue Menschen kennen, tauschen Sie lustige Geschichten aus und lachen sie so laut und so oft, wie Sie nur können. Das ist eine ärztliche Verordnung!

Musik hören

Fühlen Sie sich auch so gut, wenn Sie wunderbare Musik gehört und vielleicht sogar laut mitgesungen haben? Das liegt daran, dass Ihr Körper dann tatsächlich entspannt ist und sich schon währenddessen und auch danach noch richtig gut erholen kann. Aus demselben Grund schmettern wir liebend gern die Texte unserer Lieblingslieder heraus, wenn wir Autofahren oder im Stau stehen.

Eine im Jahr 2010 von Chuang et al. durchgeführte Studie ergab, dass Krebspatienten, die an einer zweistündigen Musiktherapie-Sitzung teilnahmen, bei der gesungen, zugehört, Musikstücke gelernt und gemeinsam musiziert wurde, eine deutlich verbesserte Herzfrequenzvariabilität und somit auch eine verbesserte Aktivität des Vagus und des parasympathischen Nervensystems zeigten. Eine andere Studie von Lin et al. aus dem Jahr 2014 wies mithilfe der HRV nach, dass Musik von Wolfgang Amadeus Mozart die Funktion der parasympathischen Nerven verbessern kann. Viele dieser Forschungen wurden mit Kindern durchgeführt, die eine diagnostizierte Epilepsie hatten. Das Hören von Mozart-Stücken, insbesondere der Sonate für zwei Klaviere (Köchelverzeichnis 448), bewirkte einen Rückgang der Krampfanfälle und der Veränderungen im Gehirn.

Wenn Sie das nächste Mal im Verkehr festhängen und Stress haben, weil Sie zu spät zu einem Termin oder zur Arbeit kommen, suchen Sie sich einen Radiosender mit guter Musik, bewegen Sie Ihren Körper dazu und singen Sie mit. Sie fühlen sich unweigerlich entspannter und empfinden weniger Stress – und Sie werden deswegen auch nicht später zu Ihrem Meeting kommen. Wenn Sie zu Hause sind und sich neben der Spur fühlen, legen Sie doch einmal Mozart als Hintergrundmusik auf und achten Sie darauf, wie es Ihnen anschließend geht.

> *Musik hat heilende Kräfte. Sie kann uns für einige Stunden auf andere Gedanken bringen.*
>
> Elton John

Sich gut ernähren

Immer mehr Forschungsergebnisse belegen, dass es Nahrungsmittel gibt, die sich negativ auf die Gesundheit unserer Zellen und auf unsere Verdauung auswirken sowie mit höherer Wahrscheinlichkeit zu vermehrten Entzündungsherden führen. Wie in Kapitel 6 besprochen, sind das in den meisten Fällen stark verarbeitete Nahrungsmittel sowie Nahrungsmittel, die mit Rückständen von Antibiotika, Hormonen, Herbiziden und Pestiziden belastet sind, sowie solche, die genetisch verändert wurden. Will man das Risiko von Schäden an der Darmschleimhaut, am Entgiftungssystem der Leber sowie an der Gesundheit der einzelnen Zellen senken, kommt man nicht umhin, solche Nahrungsmittel zu meiden.

Meine Empfehlung für eine gesunde und kluge Wahl von Nahrungsmitteln ist biologisch angebautes Obst und Gemüse aus der Region, mageres Fleisch und Eier von freilaufenden Hühnern, mageres Fleisch von Weiderindern, die bis zur Schlachtung nur mit Gras gefüttert wurden, nicht genetisch veränderte Getreidesorten wie Reis und Quinoa sowie Nüsse und Samen bzw. Kerne aus biologischem Anbau. Für die meisten Menschen ist es am besten, mit einer Ernährung zu beginnen, die „grün, rein und mager" ist, aus gesunden Fetten und nur geringfügig verarbeiteten Nahrungsmitteln besteht. Wenn Sie mehr über Ernährungsalternativen erfahren möchten, empfehle ich Ihnen das Buch von Mark Hyman: *Food: What the Heck Should I Eat?* (nur in englischer Sprache erhältlich). Richten Sie sich vier Wochen lang nach seinem Programm und führen Sie dann jeweils eines (der in dieser Zeit weggelassenen) Nahrungsmittel wieder ein. (Es gibt inzwischen auch zahlreiche Bücher auf Deutsch, die sich mit der sogenannten Eliminationsdiät befassen; Anm. d. Übers.) Denken Sie daran, dass Ihre Ernährung individuell nach Ihren Bedürfnissen und Vorlieben zusammengestellt sein muss. Egal ob Sie sich vegan ernähren, einer Paläo-Diät bei Autoimmunerkrankungen folgen, sich allgemein nach der Steinzeitdiät ernähren oder ketogen leben – alle Ernährungsformen sind hilfreich, doch eine Ernährung sollte immer zu Ihren individuellen Bedürfnissen passen. Sie erinnern sich, dass „grün, rein und mager" meine persönlichen drei Regeln sind, wenn ich einkaufen gehe.

Wenn man speziell die Funktion des Vagusnervs steigern möchte, sind Nahrungsmittel unverzichtbar, die die Bildung von Acetylcholin unterstützen. ACh ist, wie Sie inzwischen wissen, der vom Vagus hauptsächlich genutzte Neurotransmitter, und ein geringer Spiegel kann für seine nicht optimale Aktivität und Signalübertragung mitverantwortlich sein. Die für die ACh-Bildung notwendigen Nahrungsmittel enthalten viel Cholin, das sind zum Beispiel Eigelb, qualitativ hochwertige gekochte Innereien wie Rinder-, Hühner und Putenleber und Sojalecithin, ein häufiger Nahrungsmittelzusatz.

Eine weitere wirksame Methode zur Verbesserung der Vagusfunktion ist es, ihm einfach Ruhe zu gönnen – gönnen Sie Ihrem Vagusnerv also buchstäblich eine Auszeit. Das sogenannte intermittierende Fasten oder Intervallfasten, bei dem in einem bestimmten Rhythmus zwischen Zeiten der normalen Nahrungsaufnahme (8 Stunden) und des Fastens (16 Stunden) gewechselt wird, sowie andere Modelle des zeitlich eingeschränkten Essens wirken sich positiv auf die Herzfrequenzvariabilität aus. Damit bringe ich meinen Blutzuckerspiegel ins Gleichgewicht, verbessere mein Energieniveau und begrenze die körperliche Stressbelastung. Intervallfasten erhöht nachweislich die HRV – ein Zeichen, dass der Vagus optimal funktioniert und sich die Gesundheit langfristig bessert.

Für das Intervallfasten oder das zeitlich eingeschränkte Essen begrenzen Sie die Nahrungsaufnahme auf ein Zeitfenster von sechs bis acht Stunden. Sie können die Kalorienaufnahme zum Beispiel beim Frühstück und damit den morgendlichen Zucker im Blut einschränken und Ihre erste Mahlzeit erst mittags einnehmen. Ich esse zweimal täglich, zwischen 12 Uhr und 20 Uhr und nehme jeden Morgen ein Aminosäure-Pulver zu mir, damit meine Zellen optimal funktionieren können.

Tägliche Bewegung oder Sport

Unser Körper ist dazu gemacht, sich zu bewegen. Die Muskeln gehören zu den wichtigsten, aber auch am meisten vernachlässigten Körperorganen, dabei sind die Muskelzellen die größte Hilfe, wenn es darum geht, den Blutzuckerspiegel auszugleichen und die Einlagerung von Fett im Zaun zu halten – vorausgesetzt, wir nutzen sie auch. Das Problem ist, dass die meisten Menschen einer sitzenden Tätigkeit nachgehen, sich über einen längeren Zeitraum also nicht bewegen, dann im Auto und zu Hause auf der Couch auch wieder sitzen und diesen Bewegungsmangel auch noch täglich „pflegen".

Wenn man sich wenigstens ein wenig bewegt, vorzugsweise so, dass die Herzfrequenzvariabilität gesteigert wird, indem man den Stress auf den Körper für kurze Zeit erhöht, hilft das, die Aktivität des parasympathischen Nervensystems zu verbessern. Es gibt Zeiten, in denen sowohl das sympathische als auch das parasympathische Nervensystem aktiviert werden kann – die Erholungsphase nach einer sportlichen Betätigung gehört dazu. Während des Erholungsstadiums optimieren wir unser Atemmuster, wodurch die Signalübertragung zu den Muskeln der Luftwege gesteigert und deren Durchgängigkeit erhöht, das Herz trainiert und gestärkt wird, sodass seine Pumpleistung steigt und wir wieder regelmäßig in den parasympathischen Zustand kommen können.

Wenn wir unsere Muskeln täglich bewegen und den Körper dazu bringen, Dinge zu tun, die ihn unter Stress setzen, lernt er, wie er sich von diesem Stress schneller erholen kann. Das trägt außerdem dazu bei, das Energieniveau und die „Treibstoff"-Quellen der Makronährstoffe im Gleichgewicht zu halten. Nutzen Sie Ihre Muskeln und bringen Sie Ihren Körper dazu, sich zu bewegen, vorzugsweise im Freien.

Sonnenlicht

Das tägliche „Sonnenbaden" steht direkt mit dem Schlaf in Zusammenhang. Der Körper ist genetisch davon abhängig, wie viel und welche Art von Tageslicht er über die Augen und die Haut erhält. Das wirkt sich unmittelbar auf seine Zellfunktion aus. Verbringen wir den ganzen Tag im Haus bei künstlicher Beleuchtung und begrenzter direkter Sonnenstrahlung, nehmen wir unseren Zellen die Möglichkeit einer optimalen Signalübertragung und Funktion.

Die Menge an Tageslicht, der wir täglich ausgesetzt sind, steht in direktem Zusammenhang mit einer verbesserten HRV. Unsere Augen und die Haut nehmen während des Sonnenaufgangs und des Sonnenuntergangs bevorzugt Signale aus den Wellenlängen des Rot-, Infrarot- und Gelbspektrums auf, in der Tagesmitte dagegen blaues, grünes, violettes und ultraviolettes Licht. Durch die Sonneneinstrahlung geschieht das auf natürliche Weise; an unserem Arbeitsplatz, im Auto und zu Hause geschieht es jedoch zumeist gar nicht – oder zumindest noch nicht. An der Entwicklung einer zirkadianen Beleuchtungstechnologie wird zum Zeitpunkt der Entstehung dieses Buches in vielen Unternehmen gearbeitet.

Da Sonnenlicht in direktem Zusammenhang mit der Höhe der HRV steht, ist es absolut empfehlenswert, täglich ins Freie zu gehen und Ihre Haut der Sonne auszusetzen, am besten sogar mehrmals täglich. Die besten Zeiten sind innerhalb von 30 Minuten nach dem Sonnenaufgang, zwei- bis dreimal tagsüber sowie innerhalb von 30 Minuten vor dem Sonnenuntergang. Noch besser wäre es natürlich, den ganzen Tag draußen zu verbringen, wann immer das möglich ist. Sie bekommen im Laufe des Tages mit wesentlich geringerer Wahrscheinlichkeit einen Sonnenbrand, wenn Ihr Körper den Sonnenaufgang spürt und so auf das kommende UV-Licht vorbereitet ist.

Nahrungsergänzungsmittel

Da es unserer Ernährung oft an Nährstoffdichte mangelt und durch unsere Umwelt die Vielfalt des Mikrobioms abgenommen hat, können Nahrungsergänzungsmittel ein weiterer Weg sein, um unsere Zellen zuverlässig mit den richtigen Mikronährstoffen und Signalen zu versorgen, damit sie optimal funktionieren können. Entgegen der früheren Auffassung sind Nahrungsergänzungen keine Geldverschwendung, wenn sie von den richtigen Personen aus dem richtigen Grund eingenommen werden. Mithilfe von Labortests aus der funktionellen Medizin können wir ganz individuell die besten Nahrungsergänzungen bestimmen und damit erreichen, dass die Zellen optimal funktionieren. Es gibt jedoch einige Basisnährstoffe und Ergänzungen für die Signalübertragung, die allen Menschen helfen können. Bitte sprechen Sie mit Ihrem Hausarzt, bevor Sie beginnen, frei verkäufliche Medikamente oder Nahrungsergänzungsmittel einzunehmen oder verschriebene oder empfohlene Präparate absetzen.

Probiotika

Der Einsatz von Antibiotika, immer häufigere Kaiserschnitt-Geburten und Ernährungsweisen mit geringer Nährstoffdichte haben dazu geführt, dass die bakterielle Diversität gelitten und die Anzahl der „guten" Darmbakterien abgenommen haben. Die beste Alternative ist eine Untersuchung, um feststellen zu lassen, welche Bakterienarten vorhanden sind; für viele Menschen ist eine Unterstützung des Mikrobioms im Darm und auf der Haut mithilfe von Probiotika jedoch unter Umständen notwendig. Probiotika sind Bakterien, die nicht im Darm gebildet werden. Werden sie zugeführt, können sie die bakterielle Vielfalt und das Wachstum der Kolonien guter Bakterien verbessern. Sie unterscheiden sich von Präbiotika, die im Allgemeinen von Ballaststoffen stammen und als Bakterienfutter zur Bildung von Vitaminen und Mineralstoffen für uns dienen.

Bei der Auswahl eines Probiotikums* empfehle ich natürliche, bodenbasierte (also aus Sporen gebildete) Bakterien, wie die Art *Bacillus*. Solche Probiotika füllen die Lücken, die entstehen, wenn Bakterien absterben. Probiotika, die gekühlt werden müssen, haben tendenziell eine sehr niedrige Resorptionsrate (5-10 Prozent) im Vergleich zu jenen, die aus Sporen gebildet werden und nicht gekühlt werden müssen. Bei den Bakterien, die gekühlt werden müssen, frage ich mich, wenn sie schon die Zimmertemperatur nicht überstehen, wie schaffen sie es dann, an der Magensäure vorbeizukommen und bei der noch höheren Körpertemperatur zu überleben?

* Anm. d. Verlages: Bitte lassen Sie sich bei der Auswahl eines für Sie geeigneten Probiotikums in der Apotheke beraten. Der Autor empfiehlt MegaSpore-Biotic, das aber hierzulande nicht erhältlich ist. Diese Stämme sind darin enthalten: *Bacillus indicus* (HU36), *B. subtilis* (HU58), *B. coagulans* (SC-208), *B. licheniformis, B. clausii* (SC-109).

Omega-3-Fettsäuren

Qualitativ hochwertige Omega-3-Fettsäuren kommen in der amerikanischen Standardernährung und in Nahrungsmitteln mit einer geringen Nährstoffdichte nicht vor. Sie werden oft als Fischöle bezeichnet und stammen auch am häufigsten aus Fisch, können aber ebenfalls aus bestimmten pflanzlichen Quellen kommen, die von Veganern bevorzugt werden.

Das Problem bei den meisten Omega-3-Ölen, die eingenommen werden, besteht darin, dass sie künstlich aus den natürlichen Quellen gebildet werden und diese Verarbeitung dazu führt, dass sie an Wirksamkeit verlieren. Die natürliche Form enthält Triglyzeride, während die verarbeitete Form Ethylester enthält, die tendenziell mehr nach Fisch riechen und schmecken als die Triglyzeride.

Bei der Auswahl qualitativ hochwertiger Omega-3-Fettsäuren lege ich Ihnen ans Herz, sich für die Triglyzeride zu entscheiden, da sie natürlich sind und große Mengen EPA und DHA (also Omega-3-Fettsäuren) enthalten, die das Gehirn braucht und die im Körper entzündungshemmend wirken. EPA und DHA verbessern die Nervenfunktion, auch die des Vagusnervs, denn sie werden für die Myelinisierung der Nerven, die umhüllende Fettschicht, gebraucht und wirken, wie gesagt, entzündungshemmend. Seit Kurzem ist auch nachgewiesen, dass Nahrungsergänzungen mit Omega-3-Fettsäuren die Herzfrequenzvariabilität bei übergewichtigen Kindern verbessern.

5-HTP für die Bildung von Serotonin

Im Folgenden geht es speziell um Probleme mit der Stimmung und mit Depressionen. Leider sind Depressionen und andere psychische Erkrankungen in Nordamerika heute sehr häufig anzutreffen, und die Forschung zeigt, dass Antidepressiva das Problem im Grunde noch verschärfen können. Eine im Jahr 2014 von O'Regan et al. veröffentlichte Langzeitstudie ergab, dass Patienten mit Depressionen eine reduzierte HRV hatten, die durch Antidepressiva sogar noch verschlechtert wurde, obwohl diese versuchen, den Serotoninspiegel zu verbessern.

Die Vorläufersubstanz von Serotonin heißt 5-HTP. Sie kann als wirksame Ergänzung eingesetzt werden, um dem Körper Gelegenheit zu geben, selbst Serotonin zu bilden. Die meisten Fälle von Depressionen sind einem Serotonin-Ungleichgewicht geschuldet, und durch die funktionelle Testung organischer Säuren, die ich bei fast jedem meiner Patienten mache, finden wir heraus, ob unsere Patienten zu viel Serotonin haben und es zu schnell aufbrauchen oder ob die Serotoninbildung zurückgeht.

Nicht zu vergessen ist, dass die Bildung von Serotonin zum überwiegenden Teil vom Mikrobiom im Darm unterstützt wird. Eine ausgewogene Darmflora bildet eine große Menge Serotonin und ermöglicht eine ausgeglichene Stimmung, wohingegen ein Mikrobiom, das nicht im Gleichgewicht ist, genau das Gegenteil bewirkt und zu einem höheren Risiko für psychische Erkrankungen führt.

Kaffee-Einläufe

Bei schwerwiegenderen Problemen mit der Darmmotilität, insbesondere von Menschen mit chronischer Verstopfung, bei denen es über einen längeren Zeitraum nicht zu einer Darmentleerung kommt, können Einläufe sehr hilfreich sein. Ein Einlauf mit starkem Kaffee ist eine hervorragende und einfache Möglichkeit mit sehr hoher Wirksamkeit. In seinem Buch *Was ist bloß mit meinem Gehirn los?* (VAK 2018) bespricht Datis Kharrazian, wie das im Kaffee enthaltene Koffein zu einer starken Stimulierung der nikotinischen ACh-Rezeptoren führt; das sind dieselben Rezeptoren, die der Vagus durch Acetylcholin beeinflusst. Koffein stimuliert diese Rezeptoren im Darm und führt durch die Peristaltik einen Drang zur Darmentleerung herbei.

Damit durch diese Möglichkeit der Vagusnerv immer wieder neu trainiert werden kann, müssen Sie diesen Drang so lange wie möglich unterdrücken. Dadurch wird im Gehirn tatsächlich eine bestimmte Achse dazu veranlasst, Signale zu feuern, was den Vagus und das Gehirn zu hochgradiger Aktivität zwingt sowie dazu, diese Nerven für die Darmmotilität zu reaktivieren. Machen Sie das regelmäßig, wird der Vagus neu trainiert und kann für die Stuhlentleerung ohne Unterstützung durch Kaffee-Einläufe von außen sorgen.

Sind Sie von chronischer Verstopfung und mangelhafter Leberentgiftung betroffen, dann ist dieses Vorgehen eine wirksame Methode, um den Darm zu entleeren und Toxine wirksamer auszuscheiden. Richtig durchgeführt lernt der Vagusnerv wieder, wie er feuern muss, um die Nerven zu beeinflussen, die für die Darmperistaltik zuständig sind.

KAPITEL 16

PASSIVE METHODEN ZUR AKTIVIERUNG DES VAGUSNERVS

Zusätzlich zu all den Übungen, die Sie selbst machen können, gibt es sogenannte passive Behandlungen, die sich tief greifend auf die Aktivierung des Vagusnervs auswirken können. Für manche dieser Behandlungen werden bestimmte Dinge benötigt oder sie machen einen Besuch bei einem Therapeuten erforderlich, andere können Sie zu Hause ganz einfach selbst durchführen oder durchführen lassen. Bitte denken Sie daran, sich mit Ihrem Hausarzt zu besprechen, bevor Sie mit einer Behandlung beginnen.

Ohr-Akupunktur

Akupunktur ist eine wirksame Therapie, die bei vielen Beschwerden hilft, und wenn ich sie als Chiropraktiker bei meinen Patienten angewendet habe, konnte ich ihre beeindruckende Wirksamkeit selbst sehen. Wie bereits besprochen, betrifft eine der vier Arten von Signalen, die der Vagus steuert, die Empfindung an verschiedenen Stellen des äußeren Ohres:

an der gesamten Ohrmuschel (*Concha*), an der Vorwölbung in der Mitte der Ohrmuschel (*Crus helicis*) und am sogenannten *Tragus*, dem Knorpelanteil der Ohrmuschel vor dem Eingang des äußeren Gehörgangs. Deshalb wirkt sich die Stimulierung dieser spezifischen Regionen auch auf die Stimulierung der Vagusfunktion aus. Wie in Kapitel 3 besprochen, erhält der Vagus von seinem aurikulären Ast über den mittleren und vorderen Teil des Ohres rein sensorische Informationen. Mithilfe der Akupunktur können wir den Informationsfluss im aurikulären Vagus-Ast und damit auch die Aktivierung des Vagusnervs steigern.

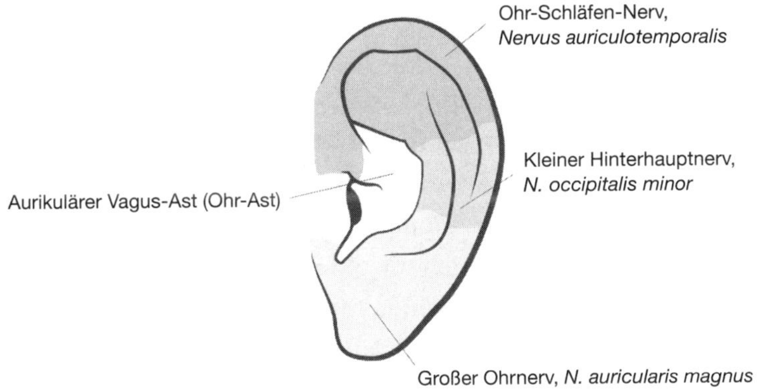

Immer mehr Forschungsergebnisse belegen, dass die Akupunktur und andere Techniken der transkutanen – durch die Haut erfolgenden – Stimulation des Vagusnervs über seinen aurikulären Ast sich bei vielen Patienten positiv auswirkt, die an Depressionen, Angstzuständen, Epilepsie, LPS-bedingten (Lipopolysaccharid) Entzündungen und Tinnitus leiden sowie hochempfindliche Schmerzrezeptoren haben. Das Beste an dieser Form der Behandlung ist, dass sie wirksam ist, ohne invasiv zu sein.

Es gibt unter medizinischen Experten aber auch einen zunehmenden Trend zur Aktivierung des Vagusnervs durch Elektrostimulation. Dafür wird ein entsprechendes Reizstromgerät direkt am Vagusnerv implantiert. Die Akupunktur ist deutlich sicherer und ebenso wirksam wie diese sehr invasive Technik. Tatsache ist, dass die Ohr-Akupunktur und das Implantat genau dieselben Nervenbahnen stimulieren. Daher würde ich, vor die Wahl gestellt, jederzeit die Akupunktur bevorzugen.

Massagetherapie und Reflexzonenmassage

Durch die Massagetherapie können wir uns wunderbar entspannen. Unmittelbar nach einer guten Massage bewege ich mich zum Beispiel langsamer, atme tiefer und sehe die Welt in einem positiveren Licht. Wenn der Therapeut nicht gerade einige besonders empfindliche Punkte erwischt, fühlen sich die meisten Menschen nach einer Massage ziemlich entspannt und erfrischt. Dieses Gefühl kann als klassisches Beispiel dafür gelten, dass der Parasympathikus aktiviert und der Sympathikus deaktiviert wurden.

Es überrascht nicht, dass verschiedene Massagetechniken mit einer Steigerung der Herzfrequenzvariabilität und einem verbesserten Vagotonus in Verbindung gebracht werden; dazu gehören unter anderem die chinesische Kopfmassage, die traditionelle thailändische Schulter-Nacken-Kopf-Massage, die traditionelle Rückenmassage und sogar die Selbstmassage.

Vielen meiner Patienten, denen es schwerfällt, sich zu entspannen, empfehle ich, es mit einer Reflexzonenmassage zu versuchen. Seit meine Mutter diese Technik erlernt hat, bin ich für diese Möglichkeiten offen und war gerne der erste Freiwillige, an dem sie während ihrer Ausbildung üben konnte. Jedes Mal, wenn sie an meinen Fußreflexzonen arbeitete, schlief ich ein, sogar schon als Teenager. Insofern war ich nicht überrascht, als ich auf einen Forschungsartikel stieß, der besagte, dass Patienten 30 bis 60 Minuten nach einer Fußreflexzonenbehandlung eine deutlich höhere HRV und einen niedrigeren Blutdruck hatten.

Passive Therapien wie Massage und Reflexzonenmassage können enorm positive Auswirkungen auf unsere Gesundheit haben, wenn sie dazu beitragen, dass wir uns entspannen und wenn sie die Funktion des Vagusnervs verbessern. Das ist nur ein weiterer sehr guter Grund, regelmäßige Massagetermine zu vereinbaren!

Viszerale Manipulation

Die viszerale Manipulation (VM) ist eine weniger gängige Therapieform, doch sie ist sehr wirksam, wenn sie richtig durchgeführt wird. Normalerweise wird sie von Osteopathen, Chiropraktikern, naturheilkundlichen Therapeuten und anderen Dienstleistern im Gesundheitswesen durchgeführt. Die viszerale Manipulation versucht, durch sehr kleine, feine Techniken, die Motilität, also die Eigenbewegung, der Organe wieder zu optimieren und die physiologische Mobilität der Organe untereinander und des sie umgebenden Bindegewebes zu unterstützen. Diese sanften Techniken bewirken eine bessere Durchblutung, eine verbesserte Funktion der inneren Organe und Organsysteme, sowie des gesamten Körpers. Patienten können diese Feedback-Methode auch selbst einsetzen, wenn sie sie richtig erlernt haben.

Wie wir wissen, innerviert der Vagus alle Bauchorgane, also Leber, Gallenblase, Bauchspeicheldrüse, Nieren, Milz, Magen, Dünndarm sowie den aufsteigenden und den quer verlaufenden Dickdarm. Damit er diese Organe beeinflussen und dem Gehirn Signale über ihre Funktion übermitteln kann, müssen sie unbedingt optimal funktionieren. Es können sich in ihrem Inneren jedoch Einschränkungen bilden, die nur durch physische Manipulation und Mobilisierung beseitigt werden können. Die verbesserte Durchblutung dieser Organe kann sich deutlich positiv auf die Organgesundheit auswirken und es so dem Vagus ermöglichen, Signale für eine optimale Funktion zu übertragen.

Mithilfe der sanften manuellen Therapie spüren Viszeraltherapeuten Regionen veränderter oder verringerter Beweglichkeit innerhalb der inneren Organe auf und lösen diese Einschränkungen. Die Behandlung umfasst sanften Druck sowie Mobilisierung oder Dehnung der Weichteilgewebe. Es kann also hilfreich sein, einen entsprechend ausgebildeten Viszeraltherapeuten aufzusuchen, vor allem für Menschen, die mit einer Störung der Leberentgiftung oder mit Gallen- oder Nierenbeschwerden zu tun haben.

Chiropraktische Behandlung

Mechanische Ursachen für Nacken- und Rückenschmerzen kommen häufig vor, überall auf der Welt sind Menschen davon betroffen. Sie haben im Laufe der letzten 20 Jahre sehr viel stärker zugenommen, da unsere Arbeitsplätze und beruflichen Werdegänge mit deutlich weniger Bewegung verbunden sind und wir überwiegend stundenlang vor einem Computer sitzen müssen. Als Chiropraktiker habe ich viele Patienten behandelt, die infolge ihrer täglichen, stundenlangen sitzenden Arbeitsweise mit Nacken- und Rückenschmerzen zu tun hatten.

Wenn Gelenke über einen langen Zeitraum nicht in vollem Umgang bewegt werden, können die umgebenden Muskeln steif und schwach werden. Infolgedessen kann es zu einer leichten Fehlausrichtung der Gelenke und zu Schmerzen kommen. Mechanische Gelenkschmerzen aufgrund mangelnder Bewegung sind häufiger als Schmerzen durch die Überlastung eines Gelenks. Wie ich in meiner Praxis festgestellt habe, ist das Sprichwort „Sie verlieren, was Sie nicht trainieren" absolut zutreffend – in diesem Fall die Funktion eines Gelenks.

Eine 2015 im *Journal of Chiropractic Medicine* veröffentlichte Studie ergab, dass die chiropraktische Behandlung von Patienten mit Nackenschmerzen durch einen qualifizierten Therapeuten zu deutlich positiven Veränderungen des Blutdrucks und der Herzfrequenzvariabilität, insbesondere zu einer erheblichen Verbesserung der Vagus-Aktivität führte. Eine 2009 im *Journal of Manipulative and Physiological Therapeutics* veröffentlichte Studie kam zu ähnlichen positiven Ergebnissen bei Patienten mit Kreuzschmerzen. Beide Studien kamen zu der Schlussfolgerung, dass die Atemfrequenz der Patienten durch den Rückgang der Schmerzen sank, die Funktion des Vagusnervs verbessert wurde und dass die chiropraktische Behandlung sich positiv auf die Gelenkmechanik der Patienten auswirkte. Insbesondere bei Patienten mit Schmerzen kann eine chiropraktische Betreuung deutliche Vorzüge für den Vagus und die parasympathische Aktivität haben.

Elektrostimulation

Im Laufe der vergangenen 100 Jahre haben Forscher zahlreiche Untersuchungen durchgeführt, um mehr über den Einfluss des Vagusnervs zu erfahren. Eine Technik beinhaltete die Stimulierung des Vagusnervs mithilfe von Reizstromgeräten bei Versuchstieren. Die Forscher erkannten dadurch nicht nur die Bedeutung des Vagus, sondern stellten auch fest, dass sie seine Funktionen durch elektrische Stimulationen ergänzen konnten.

In den 1980er- und Anfang der 1990er-Jahre wurden Experimente durchgeführt, die zeigten, dass sich die Vagusstimulation im Nacken auf den Rückgang von Krampfanfällen bei Hunden auswirkte. Diese Forschung führte zu einschlägigen klinischen Studien, in deren Folge Geräte zur Stimulation des Vagusnervs hergestellt wurden, die in den Nacken implantiert werden konnten. Diese Geräte wurden 1997 von der amerikanischen Zulassungsbehörde FDA für die Therapie von Epilepsie und 2005 für die Behandlung von chronischen, therapieresistenten Depressionen zugelassen. Seither arbeiten Forscher und Unternehmen an der Herstellung und Verbesserung von Vagus-Reizstromgeräten für verschiedene Krankheiten, darunter Kopfschmerzen, bipolare Störung (vormals manisch-depressive Störung; Anm. d. Übers.), therapieresistente Angststörungen, Alzheimer und Adipositas. Heute ist das in den USA am häufigsten klinisch eingesetzte Reizstromgerät zur Stimulierung des Vagusnervs das NCP-System von Cyberonics, das ambulant am linken Vagus implantiert und zur Behandlung von Patienten mit schweren therapieresistenten Depressionen und / oder Epilepsie eingesetzt wird.

Die rechtsseitige Vagusstimulierung erweist sich in Studien mit Tieren als wirksam, die an Epilepsie und anderen Anfallskrankheiten leiden, über große Auswirkungen auf depressive Symptome ist jedoch nichts bekannt. Vorläufige Humanstudien sind vielversprechend und haben positive Wirkungen gezeigt; einige Unternehmen haben bereits begonnen, Reizstromgeräte zur Stimulierung des Vagusnervs zu entwickeln, die bei verschiedenen Krankheiten eingesetzt werden können. Das CardioFit-System von BioControl Medical arbeitet mit dem rechten Vagus, um efferente, also vom Gehirn wegführende Fasern zu aktivieren und die Behandlung einer Herzinsuffizienz zu unterstützen, während das FitNeSS-System von BioControl Medical zur Aktivierung der afferenten, also zum Gehirn hinführenden Fasern konzipiert ist und so dazu beiträgt, Nebenwirkungen der vagalen Elektrostimulation zu reduzieren.

Zu den typischen Risiken, die mit einem solchen operativen Verfahren einhergehen, gehören Infektionen, Schmerzen, Narbenbildung, Schluckbeschwerden und eine Stimmbandlähmung. Zu den Nebenwirkungen durch die implantierten Reizstromgeräte gehören Veränderungen der Stimme, Heiserkeit, Halsschmerzen, Husten, Kopfschmerzen, Brustschmerzen, Atemprobleme (insbesondere beim Sport), Schluckbeschwerden, Bauchschmerzen, Übelkeit, Kribbeln auf der Haut, Schlaflosigkeit und die sogenannte Bradykardie, eine pathologische Verlangsamung der Herzfrequenz (im Gegensatz zu der durch die Vagusaktivität angestrebten Senkung der Herzfrequenz; Anm. d. Übers.). Obwohl viele dieser Probleme möglicherweise nur vorübergehend auftreten, können sie schwerwiegend und auch bleibend sein.

Es gibt auch andere Reizstromgeräte, die nicht implantiert werden müssen, sie zeigen jedoch gemischte Ergebnisse und sind bislang nur zur Verwendung bei bestimmten Krankheiten zugelassen. Das NEMOS-System von Cerbomed ist ein Gerät zur transkutanen, durch die Haut erfolgenden Vagus-Stimulation, das im Bereich des vom Vagus innervierten Ohres angewendet wird. Es ist gegenwärtig in Europa zur Behandlung von Epilepsie und Depressionen zugelassen. Für das gammaCore-Gerät der US-amerikanischen Firma electroCore wurde die Zulassung zur Akutbehandlung von Clusterkopfschmerzen, Migräne und Kopfschmerzen durch Medikamentenmissbrauch in Europa bewilligt. Das gammaCore-Gerät ist ein mobiles Handgerät mit zwei flachen Kontaktoberflächen zur Stimulation, das an der Seite des Nackens auf der Haut über dem Vagus angewendet wird. Größere Studien für die Behandlung anderer Krankheiten laufen bereits.

So vielversprechend die Elektrostimulation des Vagusnervs auch sein mag, ich würde die täglichen Übungen und die Herausbildung von positiven Gewohnheiten empfehlen, bevor ich mich auf externe Reizstromgeräte einlassen würde. Wenn Sie in der Lage sind, mithilfe der in diesem Buch vorgestellten Übungen eine starke Wirkung auf Ihren Vagus zu erzielen, bessern sich die Symptome meiner Meinung nach auch ohne unnötige Risiken und Kosten dramatisch.

Die Durchführung der hier beschriebenen Übungen und vorgestellten passiven Behandlungsmethoden können zu einer Besserung der Symptome von Angststörungen, Depressionen, Epilepsie, chronischen Entzündungskrankheiten, Autoimmunerkrankungen und Herz-Kreislauf-Erkrankungen beitragen. Wie wir sehr gut wissen, besitzt der Körper ein starkes entzündungshemmendes System, und wenn der Vagusnerv trainiert wird und richtig funktioniert, kann dieses System die Gesamtgesundheit deutlich verbessern, indem es das Ausmaß der Entzündungen in Schach hält.

SCHLUSSFOLGERUNG

Eine Kerze verliert nichts von ihrer Leuchtkraft, wenn sie ein weiteres Licht entzündet.

Pater James Keller

Ich danke Ihnen, dass Sie sich die Zeit genommen haben, mein Buch zu lesen. Ich hoffe aufrichtig, dass es Sie inspiriert und dazu gebracht hat, wieder selbst die Kontrolle über Ihre Gesundheit zu übernehmen.

Da Sie nun verstehen, was das parasympathische Nervensystem ausmacht und in welchem Ausmaß der Vagusnerv Informationen überträgt, liegt es in Ihrer Hand, seine Funktion zu verbessern und Ihre Gesundheit zurückzugewinnen. Auf manche Leserinnen und Leser werden diese Strategien und Programme tief greifende Auswirkungen haben und für mehr Energie, eine bessere Verdauung, weniger Entzündungsherde und nachlassende Schmerzen sorgen, für andere dagegen sind sie vielleicht nur der erste Schritt auf einer Reise.

Wo immer Sie auf Ihrem gesundheitlichen Weg gerade sind, nehmen Sie sich einen Augenblick Zeit und verpflichten Sie sich dazu, Verantwortung für dieses Wissen zu übernehmen. Lassen Sie die Menschen in Ihrer Umgebung daran teilhaben –

Familie, Freunde und Angehörige –, lassen Sie sie wissen, dass es für das, was sie vielleicht plagt, Lösungen gibt.

All jene von Ihnen, die mithilfe der in diesem Buch skizzierten einfachen Veränderungen erhebliche Verbesserungen erzielen können, sollten in ihren Bemühungen nicht nachlassen und langfristig für gesündere Gewohnheiten sorgen. Und wenn Sie jemanden brauchen, der auf diesem Weg Ihre Hand hält, dann möchte ich Ihnen versichern, dass das gut ist und nichts, wofür Sie sich schämen müssten. Suchen Sie sich Therapeuten, die fortschrittlich denken und auch über den Tellerrand blicken. Suchen Sie sich jemanden, der Ihnen auf Ihrem Weg hilft, der sich wirklich um Sie als Mensch kümmert und Sie auf der Suche nach den Grundursachen Ihrer Probleme anleitet.

Sie können über meine Internetseite oder über die im Abschnitt *Über den Autor* genannten sozialen Medien (in englischer Sprache) auch direkt Kontakt mit mir aufnehmen, wenn Sie Fragen haben.

Ich wünsche Ihnen auf Ihrem Weg das Allerbeste.

ANHANG

Was Sie täglich für die Aktivierung des Vagusnervs tun können

Gurgeln *2 x täglich*	Stellen Sie eine Tasse ans Waschbecken. So haben Sie morgens und abends beim Zähneputzen immer das Wasser zum Gurgeln griffbereit.
Aktivierung des Würgereflexes *2 x täglich*	Stimulieren Sie beim Zähneputzen morgens und abends den Würgereflex auf der linken und auf der rechten Seite des weichen Gaumens mit Ihrer Zahnbürste.
Summen *2 x täglich*	Summen Sie ganz tief aus der Kehle heraus, wenn Sie täglich zur Arbeit pendeln oder beschließen Sie damit den Tag. Sie können das mit dem Wort „Om" machen und es solange in der Kehle schwingen lassen, wie Sie ausatmen können.
Kalt duschen *1 x täglich*	Duschen Sie zum Schluss eine Minute lang mit kaltem Wasser (so kalt wie möglich) und atmen Sie über den Schock des Temperaturwechsels hinweg. Da dies zunehmend einfacher wird, verlängern Sie diese Zeit alle drei Tage um 30 bis 60 Sekunden.
Tiefes Atmen *3 x täglich*	Nehmen Sie vor jeder Mahlzeit 3–5 Minuten lang tiefe Atemzüge an einem ruhigen Ort. Das hilft Ihnen, zur Ruhe zu kommen, und es verbessert Ihre Verdauung bei jeder Mahlzeit.
Sonnenbaden *3 x täglich*	Gehen Sie morgens innerhalb von 30 Minuten nach Sonnenaufgang, mittags sowie abends innerhalb von 30 Minuten vor Sonnenuntergang ins Freie und setzen Sie Ihre Haut jedes Mal mindestens 5 Minuten lang der Sonne aus. Wenn Sie in einer kälteren Klimazone leben, lassen Sie das Licht zu diesen Zeiten 2–3 Minuten auf die Augen einwirken und atmen Sie dabei über die Kälte hinweg.
Schlafen in Seitenlage *Jede Nacht*	Klemmen Sie sich ein Kissen zwischen die Knie, um jede Nacht auf Ihrer bevorzugten Seite zu schlafen.

Was Sie wöchentlich für die Aktivierung des Vagusnervs tun können

Yoga / Pilates oder leichter Sport *2–3 x wöchentlich*	Sorgen Sie dafür, dass Sie sich mindestens zweimal pro Woche bewegen und sportlich betätigen. Planen Sie das so fest in Ihren Tagesablauf ein, das es zwangsläufig zur Gewohnheit wird. Yoga, Pilates und leichter Sport sind wunderbare Möglichkeiten, um Ihren Körper in Bewegung zu bringen, für ein optimales Atemmuster zu sorgen und regelmäßig über den Schweiß zu entgiften.
Soziale Kontakte *1–2 x wöchentlich*	Machen Sie es sich zur Aufgabe, sich mindestens einmal in der Woche mit Freunden oder der Familie zu treffen. Wenn es sich ergibt, lachen Sie so viel und so laut Sie können! Wenn es schwierig ist, Freunde zu treffen, schließen sie sich einer Gruppe an, deren Themen Sie interessieren.
Musik hören *2 x wöchentlich*	Entspannen Sie sich mehrmals wöchentlich zu Hause bei Ihrer Lieblingsmusik. Wenn Sie mit dem Auto unterwegs sind, ist das durch den Stress im Straßenverkehr nicht optimal; also nehmen Sie sich zu Hause die Zeit, die Augen zu schließen und mindestens zweimal pro Woche etwas Beruhigendes anzuhören (z. B. das erwähnte „Konzert für zwei Klaviere" von Mozart).
Lebensmitteleinkauf: „Grün, rein, mager" *1–2 x wöchentlich*	Kaufen Sie nichts, was Sie besser nicht zu Hause haben sollten. Was nicht in Ihrer Vorratskammer steht, gelangt auch nicht in Ihren Körper, und Sie können ihn mit guten Nährstoffen gesund erhalten.
Meditation und Achtsamkeitsübungen *3–7 x wöchentlich*	Wenn Sie erstmals meditieren und Übungen zur Achtsamkeit machen, nehmen Sie sich jede Woche 5-10 Minuten Zeit, um Ihre Augen zu schließen und sich auf Ihren Atem zu konzentrieren. Da dies immer einfacher wird, praktizieren Sie es länger und öfter. Nicht wenige sehr erfolgreiche Menschen meditieren täglich bis zu einer Stunde und manche stehen morgens sogar sehr früh auf, um zu meditieren.

Was Sie monatlich für die Aktivierung des Vagusnervs tun können

Überprüfen Sie Ihre Nahrungsergänzungen *1 x monatlich*	Nehmen Sie ein qualitativ hochwertiges Probiotikum, Omega-3-Fettsäuren und ein Multivitamin-Präparat ein; die Supplemente müssen regelmäßig neu besorgt werden. Wenn Sie eine individuell auf Sie zugeschnittene Behandlung machen möchten, suchen Sie einen Therapeuten mit dem Schwerpunkt funktionelle Medizin auf. Lassen Sie dort die entsprechenden Labortests durchführen und auswerten. Ein erfahrener Arzt weiß, wie man zugrunde liegende Ursachen beseitigt, sodass Sie die Nahrungsergänzungen auch rasch wieder absetzen können.
Massagetherapie, chiropraktische Betreuung oder viszerale Manipulation *2 x monatlich*	Gönnen Sie sich zweimal im Monat eine Kombination aus Massage, Reflexzonenmassage, Chiropraktik oder viszeraler Manipulation. So bleibt der Körper richtig ausgerichtet und die Organe und Muskeln funktionieren optimal. Suchen Sie sich einen Therapeuten oder eine ambulante Einrichtung Ihres Vertrauens und bleiben Sie dabei – dort kennt man mit der Zeit Ihren Körper und Ihre häufigsten Probleme. Erfahrene Therapeuten überweisen Sie weiter, wenn sie etwas finden, das zusätzlich abgeklärt werden sollte.
Akupunktur *1–2 x monatlich*	Aufgrund der großen Wirksamkeit der Akupunktur empfehle ich Ihnen mindestens einmal im Monat eine Sitzung, die Ihrem Vagusnerv die entsprechenden Signale übermittelt, damit er weiterhin optimal funktioniert. Suchen Sie sich einen zuverlässigen, erfahrenen und steril arbeitenden Akupunkteur, der die Strategien zur Unterstützung des Vagus über die Punkte am Ohr kennt und aktivieren kann.

DANKSAGUNGEN

Dieses Buch hätte ohne die Unterstützung, die ich von so vielen Menschen erhalten habe, niemals verwirklicht werden können.

An allererster Stelle stehst Du, Noureen, mein Fels in der Brandung: Du hast jeden meiner Schritte begleitet und ich glaube nicht, dass ich Dir je genug für alles danken kann, was Du tust. In Anbetracht unserer Lebensumstände und dass wir eine wunderschöne Tochter großziehen dürfen, war es eine wunderbare Herausforderung, dieses Buch zu schreiben. Du bist die größte Stütze, die ich mir wünschen könnte, und ich danke Dir unendlich für all das, was Du getan hast und immer noch tust.

An meine Familie: Mom, Dad, Afzal und Faiz, Ihr alle habt an mich geglaubt und obwohl wir auch harte Zeiten durchstehen mussten, habt Ihr hinter mir gestanden, und ich habe auf meinem Weg immer Eure Liebe gespürt. Danke, dass Ihr immer an mich geglaubt habt. Mummy, Papa und Nida, danke, dass Ihr mich ermutigt und dafür gesorgt habt, dass ich immer nach vorne schaue.

An alle meine Verwandten, an meine großartigen Fans: Danke für all die Worte der Ermunterung und dafür, dass Ihr Euch darum gekümmert habt, ob es meiner Familie in dieser Zeit auch gut geht.

An Pedram: Danke, dass Du bei Mindshare mit mir gesprochen und mich ermuntert hast, auf meinem Weg weiterzugehen, und dass Du mich immer wieder gefragt hast: „Was hast Du in letzter Zeit für mich getan?“ Diese Frage entfachte einen Funken und ermöglichte es mir, auf die Beine zu kommen.

An Bridget: Danke für Deine helfende Hand, dafür, dass Du an mich glaubst und mich auf diesem Weg unterstützt. Du hast mich bestätigt und es mir ermöglicht, an mich selbst zu glauben. Danke.

Und schließlich, aber sicher nicht zuletzt, an das Team des *Living Proof Institute*. Wer hätte je gedacht, dass Ihr mich von dem Tag an, an dem wir uns begegnet sind, dazu inspirieren würdet, dieses Buch zu schreiben, etwas, wovon ich bis vor Kurzem noch nicht einmal zu träumen gewagt hätte. Dipa, Ricky, Jared, Julie, Andrew, Carol, Jessica, Gillian, Gretchen, Marissa, Someya, Alice, Rachel, Sophia und Angelito, ich danke Euch für Eure ständige Ermutigung, Eure Unterstützung und Zuneigung. Ich bin jedem von Euch heute und für immer dankbar.

LITERATUR

Anderson, Scott C., John F. Cryan, and Ted Dinan. *The Psychobiotic Revolution*. Washington, D.C.: National Geographic, 2017.

Assenza, Giovanni, Chiara Campana, Gabriella Colicchio, et al. „Transcutaneous and Invasive Vagal Nerve Stimulations Engage the Same Neural Pathways: In-vivo Human Evidence." *Brain Stimulation* 10, no. 4 (2017): 853–54. doi: 10.1016/j.brs.2017.03.005.

Austin, Evan, Amy Huang, Tony Adar, et al. „Electronic Device Generated Light Increases Reactive Oxygen Species in Human Fibroblasts." *Lasers in Surgery and Medicine* 50, no. 6 (2018): 689–95. doi: 10.1002/lsm.22794.

Azam, Muhammad Abid, Joel Katz, Samantha R. Fashler, et al. „Heart Rate Variability Is Enhanced in Controls but Not Maladaptive Perfectionists during Brief Mindfulness Meditation following Stress-Induction: A Stratified-Randomized Trial." *International Journal of Psychophysiology* 98, no. 1 (2015): 27–34. doi: 10.1016/j.ijpsycho.2015.06.005.

Baharav, A., S. Kotagal, V. Gibbons, et al. „Fluctuations in Autonomic Nervous Activity during Sleep Displayed by Power Spectrum Analysis of Heart Rate Variability." *Neurology* 45, no. 6 (1995): 1183–187. doi: 10.1212/wnl.45.6.1183.

Balzarotti, S., F. Biassoni, B. Colombo, et al. „Cardiac Vagal Control as a Marker of Emotion Regulation in Healthy Adults: A Review." *Biological Psychology* 130 (2017): 54–66. doi: 10.1016/j.biopsycho.2017.10.008.

Baumann, Christoph, Ulla Rakowski, and Reiner Buchhorn. „Omega-3 Fatty Acid Supplementation Improves Heart Rate Variability in Obese Children." *International Journal of Pediatrics* 2018 (2018): 1–5. doi: 10.1155/2018/8789604.

Bercik, P., A. J. Park, D. Sinclair, et al. „The Anxiolytic Effect of Bifidobacterium Longum NCC3001 Involves Vagal Pathways for Gut-Brain Communication." Neurogastroenterology and Motility 23, no. 12 (2011): 1132–39. doi: 10.1111/j.1365-2982.2011.01796.x.

Bonaz, Bruno, Thomas Bazin, and Sonia Pellissier. „The Vagus Nerve at the Interface of the Microbiota-Gut-Brain Axis." *Frontiers in Neuroscience* 12 (2018): 49. doi: 10.3389/fnins.2018.00049.

Bravo, Javier A., Paul Forsythe, Marianne V. Chew, et al. „Ingestion of Lactobacillus Strain Regulates Emotional Behavior and Central GABA Receptor Expression in a Mouse via the Vagus Nerve." *Proceedings of the National Academy of Sciences* 108, no. 38 (2011): 16050–55. doi: 10.1073/pnas.1102999108.

Buettner, Dan. *The Blue Zones*. Washington, DC: National Geographic, 2008.

Cacho, Nicole, and Josef Neu. „Manipulation of the Intestinal Microbiome in Newborn Infants." *Advances in Nutrition* 5, no. 1 (2014): 114–18. doi: 10.3945/an.113.004820.

Canterini, Claire-Charlotte, Isabelle Gaubil-Kaladjian, Séverine Vatin, et al. „Rapid Eating Is Linked to Emotional Eating in Obese Women Relieving from Bariatric Surgery." *Obesity Surgery* 28, no. 2 (2018): 526–31. doi: 10.1007/s11695-017-2890-4.

Chapleau, Mark W., and Rasna Sabharwal. „Methods of Assessing Vagus Nerve Activity and Reflexes." *Heart Failure Reviews* 16, no. 2 (2011): 109–27. doi: 10.1007/s10741-010-9174-6.

Chuang, Chih-Yuan, Wei-Ru Han, Pei-Chun Li, et al. „Effects of Music Therapy on Subjective Sensations and Heart Rate Variability in Treated Cancer Survivors: A Pilot Study." *Complementary Therapies in Medicine* 18, no. 5 (2010): 224–26. doi: 10.1016/j.ctim.2010.08.003.

Cole, Christopher R., Eugene H. Blackstone, Fredric J. Pashkow, et al. „Heart-Rate Recovery Immediately after Exercise as a Predictor of Mortality." *New England Journal of Medicine* 341, no. 18 (1999): 1351–57. doi: 10.1056/nejm199910283411804.

Córdova, Ezequiel, Elena Maiolo, Marcelo Corti, et al. „Neurological Manifestations of Chagas' Disease." *Neurological Research* 32, no. 3 (2010): 238–44. doi: 10.1179/016164110x12644252260637.

Costes, Léa, Guy Boeckxstaens, Wouter J de Jonge, et al. „Neural Networks in Intestinal Immunoregulation." *Organogenesis* 9, no. 3 (07, 2013): 216–23. doi: 10.4161/org.25646

Cryan, John F., and Timothy G. Dinan. „Mind-Altering Microorganisms: The Impact of the Gut Microbiota on Brain and Behaviour." *Nature Reviews Neuroscience* 13, no. 10 (2012): 701–12. doi: 10.1038/nrn3346.

Dang, Xitong, Brian P. Eliceiri, Andrew Baird, et al. „CHRFAM7A: A Human-Specific ⊠7-Nicotinic Acetylcholine Receptor Gene Shows Differential Responsiveness of Human Intestinal Epithelial Cells to LPS." *The FASEB Journal* 29, no. 6 (2015): 2292–302. doi: 10.1096/fj.14-268037.

de Jonge, Wouter J. „The Gut's Little Brain in Control of Intestinal Immunity." *ISRN Gastroenterology* 2013 (2013): 1–17. doi: 10.1155/2013/630159.

de Lartigue, Guillaume, and Charlene Diepenbroek. „Novel Developments in Vagal Afferent Nutrient Sensing and Its Role in Energy Homeostasis." *Current Opinion in Pharmacology* 31 (2016): 38–43. doi: 10.1016/j.coph.2016.08.007.

de Lartigue, Guillaume. „Role of the Vagus Nerve in the Development and Treatment of Diet-Induced Obesity." *The Journal of Physiology* 594, no. 20 (2016): 5791–815. doi: 10.1113/jp271538.

de Lartigue, Guillaume, Claire Barbier de La Serre, and Helen E. Raybould. „Vagal Afferent Neurons in High Fat Diet-Induced Obesity; Intestinal Microflora, Gut Inflammation and Cholecystokinin.“ *Physiology & Behavior* 105, no. 1 (2011): 100–05. doi: 10.1016/j.physbeh.2011.02.040.

Dinan, Timothy G., and John F. Cryan. „Gut Instincts: Microbiota as a Key Regulator of Brain Development, Ageing, and Neurodegeneration.“ *The Journal of Physiology* 595, no. 2 (2017): 489–503. doi: 10.1113/jp273106.

Dipatrizio, Nicholas V. „Endocannabinoids in the Gut.“ *Cannabis and Cannabinoid Research* 1, no. 1 (2016): 67–77. doi: 10.1089/can.2016.0001.

„Discover Visceral Manipulation.“ The Barral Institute. http://www.discovervm.com.

Forsythe, Paul, John Bienenstock, and Wolfgang A. Kunze. „Vagal Pathways for Microbiome-Brain-Gut Axis Communication.“ *Advances in Experimental Medicine and Biology* 817 (2014), 115–33. doi: 10.1007/978-1-4939-0897-4_5.

Goehler, Lisa E., Su Mi Park, Noel Opitz, et al. „Campylobacter Jejuni Infection Increases Anxiety-like Behavior in the Holeboard: Possible Anatomical Substrates for Viscerosensory Modulation of Exploratory Behavior.“ *Brain, Behavior, and Immunity* 22, no. 3 (2008): 354–66. doi: 10.1016/j.bbi.2007.08.009.

Grippo, Angela J., Damon G. Lamb, C. Sue Carter, et al. „Social Isolation Disrupts Autonomic Regulation of the Heart and Influences Negative Affective Behaviors.“ *Biological Psychiatry* 62, no. 10 (2007): 1162–70. doi: 10.1016/j.biopsych.2007.04.011.

Hajiasgharzadeh, Khalil, and Behzad Baradaran. „Cholinergic Anti-Inflammatory Pathway and the Liver.“ *Advanced Pharmaceutical Bulletin* 7, no. 4 (12, 2017): 507–13. doi: 10.15171/apb.2017.063.

Halliez, Marie C. M., and André G. Buret. „Gastrointestinal Parasites and the Neural Control of Gut Functions.“ *Frontiers in Cellular Neuroscience* 25, no. 9 (2015): 425. doi: 10.3389/fncel.2015.00452.

Halliez, Marie C. M., Jean-Paul Motta, Troy D. Feener, et al. „Giardia Duodenalis Induces Paracellular Bacterial Translocation and Causes Postinfectious Visceral Hypersensitivity.“ *American Journal of Physiology-Gastrointestinal and Liver Physiology* 310, no. 8 (2016): G574–85. doi: 10.1152/ajpgi.00144.2015.

Henriquez, Victor M., Geralyn M. Schulz, Steven Bielamowicz, et al. „Laryngeal Reflex Responses Are Not Modulated during Human Voice and Respiratory Tasks.“ *The Journal of Physiology* 585, pt. 3 (2007): 779–89. doi: 10.1113/jphysiol.2007.143438.

Howland, Robert H. „Vagus Nerve Stimulation.“ *Current Behavioral Neuroscience Reports* 1, no. 2 (2014) 64–73. doi: 10.1007/s40473-014-0010-5.

Jardine, David L., Wouter Wieling, Michele Brignole, et al. „The Pathophysiology of the Vasovagal Response.“ *Heart Rhythm* 15, no. 6 (2018): 921–29. doi: 10.1016/j.hrthm.2017.12.013.

Kaczmarczyk, R., D. Tejera, B. J. Simon, et al. „Microglia Modulation through External Vagus Nerve Stimulation in a Murine Model of Alzheimer's Disease.“ *Journal of Neurochemistry* (2017). doi: 10.1111/jnc.14284.

Kelly, John R., Chiara Minuto, John F. Cryan, et al. „Cross Talk: The Microbiota and Neurodevelopmental Disorders." *Frontiers in Neuroscience* 11 (2017). doi: 10.3389/fnins.2017.00490.

Kentish, Stephen J., Claudine L. Frisby, David J. Kennaway, et al. „Circadian Variation in Gastric Vagal Afferent Mechanosensitivity." *Journal of Neuroscience* 33, no. 49 (2013): 19238–42. doi: 10.1523/jneurosci.3846-13.2013.

Kharrazian, Datis: *Was ist bloß mit meinem Gehirn los?* Kirchzarten: VAK 2018

Kok, Bethany E., and Barbara L. Fredrickson. „Upward Spirals of the Heart: Autonomic Flexibility, as Indexed by Vagal Tone, Reciprocally and Prospectively Predicts Positive Emotions and Social Connectedness." *Biological Psychology* 85, no. 3 (12, 2010): 432–36. doi: 10.1016/j.biopsycho.2010.09.005

Krygier, Jonathan R., James A. J. Heathers, Sara Shahrestani, et al. „Mindfulness Meditation, Well-Being, and Heart Rate Variability: A Preliminary Investigation into the Impact of Intensive Vipassana Meditation." *International Journal of Psychophysiology* 89, no. 3 (09, 2013): 305–13. doi: 10.1016/j.ijpsycho.2013.06.017.

Lin, Guiping, Qiuling Xiang, Xiaodong Fu, et al. „Heart Rate Variability Biofeedback Decreases Blood Pressure in Prehypertensive Subjects by Improving Autonomic Function and Baroreflex." *The Journal of Alternative and Complementary Medicine* 18, no. 2 (2012): 143–52. doi: 10.1089/acm.2010.0607.

Lin, Lung-Chang, Mei-Wen Lee, Ruey-Chang Wei, et al. „Mozart K.448 Listening Decreased Seizure Recurrence and Epileptiform Discharges in Children with First Unprovoked Seizures: A Randomized Controlled Study." *BMC Complementary and Alternative Medicine* 14, no. 17 (2014). doi: 10.1186/1472-6882-14-17.

Lipton, Bruce H. *The Biology of Belief: Unleashing the Power of Consciousness, Matter, and Miracles*. Carlsbad, CA: Hay House, Inc., 2005.

Lu, Wan-An., Gua-Yang Chen, Cheng-Deng Kuo. „Foot Reflexology Can Increase Vagal Modulation, Decrease Sympathetic Modulation, and Lower Blood Pressure in Healthy Subjects and Patients with Coronary Artery Disease." *Alternative Therapies in Health and Medicine* 17, no. 4 (2011): 8–14. https://www.ncbi.nlm.nih.gov/pubmed/22314629.

Luyer, Misha D., Jan Willem M. Greve, M'hamed Hadfoune, et al. „Nutritional Stimulation of Cholecystokinin Receptors Inhibits Inflammation via the Vagus Nerve." *The Journal of Experimental Medicine* 202, no. 8 (2005): 1023–29. doi: 10.1084/jem.20042397.

Mager, Donald E., Ruiqian Wan, Martin Brown, et al. „Caloric Restriction and Intermittent Fasting Alter Spectral Measures of Heart Rate and Blood Pressure Variability in Rats." *The FASEB Journal* 20, no. 6 (2006): 631–37. doi: 10.1096/fj.05-5263com.

Mäkinen, Tiina M., Matti Mäntysaari, Tiina Pääkkönen, et al. „Autonomic Nervous Function During Whole-Body Cold Exposure Before and After Cold Acclimation." *Aviation, Space, and Environmental Medicine* 79, no. 9 (09, 2008): 875–82. doi: 10.3357/asem.2235.2008.

Mattsson, Mats-Olof, Olga Zeni, Myrtill Simkó, et al. „Editorial: Effects of Combined EMF Exposures and Co-exposures." *Frontiers in Public Health* 6, no. 230 (2018). doi: 10.3389/fpubh.2018.00230.

Mayo Clinic Staff. „Vagus Nerve Stimulation." Mayo Clinic. March 21, 2018. https://www.mayoclinic.org/tests-procedures/vagus-nerve-stimulation/about/pac-20384565.

Mercante, Beniamina, Franca Deriu, and Claire-Marie Rangon. „Auricular Neuromodulation: The Emerging Concept beyond the Stimulation of Vagus and Trigeminal Nerves." *Medicines* 5, no. 1 (2018): 10. doi: 10.3390/medicines5010010.

Morris III, George L., David Gloss, Jeffrey Buchhalter, et al. „Evidence-Based Guideline Update: Vagus Nerve Stimulation for the Treatment of Epilepsy." *Epilepsy Currents* 13, no. 6 (2013): 297–303. doi: 10.5698/1535-7597-13.6.297.

Mukai, K. and S. J. Galli. „Basophils." *Encyclopedia of Life Sciences* (6, 2013). doi: 10.1002/9780470015902.a0001120.pub3.

Müller, Mattea, Emanuel Canfora, and Ellen Blaak. „Gastrointestinal Transit Time, Glucose Homeostasis and Metabolic Health: Modulation by Dietary Fibers." *Nutrients* 10, no. 3 (2018): 275. doi: 10.3390/nu10030275.

Myers, William. „How Mouth Breathing Impacts Dental Health." Dr. William Myers: Cosmetic, General, Implant Dentistry. November 04, 2014. https://www.drwilliammyers.com/mouth-breathing-impacts-dental-health/.

National Sleep Foundation. „Understanding Sleep Cycles." Sleep.org. Accessed December 13, 2018. https://sleep.org/articles/what-happens-during-sleep/

Opazo, Maria C., Elizabeth M. Ortega-Rocha, Irenice Coronado-Arrázola, et al. „Intestinal Microbiota Influences Non-Intestinal Related Autoimmune Diseases." *Frontiers in Microbiology* 12, no. 9 (2018). doi: 10.3389/fmicb.2018.00432.

O'Regan, C., R. A. Kenny, H. Cronin, et al. „Antidepressants Strongly Influence the Relationship between Depression and Heart Rate Variability: Findings from The Irish Longitudinal Study on Ageing (TILDA)." *Psychological Medicine* 45, no. 03 (2015): 623–36. doi: 10.1017/s0033291714001767.

O'Toole, Paul W., and Ian B. Jeffery. „Gut Microbiota and Aging." *Science* 350, no. 6265 (2015): 1214–15. doi:10.1126/science.aac8469.

Owyang, Chung, and Andrea Heldsinger. „Vagal Control of Satiety and Hormonal Regulation of Appetite." *Journal of Neurogastroenterology and Motility* 17, no. 4 (2011): 338–48. doi: 10.5056/jnm.2011.17.4.338.

Pelot, Nicole A., and Warren M. Grill. „Effects of Vagal Neuromodulation on Feeding Behavior." *Brain Research* 15, no. 1693 pt. B (2018): 180–87. doi: 10.1016/j.brainres.2018.02.003.

Polyzoidis, Stavros, Triantafyllia Koletsa, Smaro Panagiotidou, et al. „Mast Cells in Meningiomas and Brain Inflammation." *Journal of Neuroinflammation* 12, no. 1 (2015): 170. doi: 10.1186/s12974-015-0388-3.

Pramanik, Tapas, Hari Om Sharma, Suchita Mishra, et al. „Immediate Effect of Slow Pace Bhastrika Pranayama on Blood Pressure and Heart Rate.“ *The Journal of Alternative and Complementary Medicine* 15, no. 3 (2009): 293–95. doi: 10.1089/acm.2008.0440.

Rechlin, Thomas, Maria Weis, Kurt Schneider, et al. „Does Bright-light Therapy Influence Autonomic Heart-rate Parameters?“ *Journal of Affective Disorders* 34, no. 2 (1995): 131–37. doi: 10.1016/0165-0327(95)00010-k.

Roager, Henrik M., Lea B. S. Hansen, Martin I. Bahl, et al. „Colonic Transit Time Is Related to Bacterial Metabolism and Mucosal Turnover in the Gut.“ *Nature Microbiology* 1, no. 9 (2016). doi: 10.1038/nmicrobiol.2016.93.

Rosas-Ballina, Mauricio, and Kevin J. Tracey. „The Neurology of the Immune System: Neural Reflexes Regulate Immunity.“ *Neuron* 64, no. 1 (2009): 28–32. doi: 10.1016/j.neuron.2009.09.039.

Roy, Richard A., Jean P. Boucher, and Alain S. Comtois. „Heart Rate Variability Modulation After Manipulation in Pain-Free Patients vs. Patients in Pain.“ *Journal of Manipulative and Physiological Therapeutics* 32, no. 4 (2009): 277–86. doi: 10.1016/j.jmpt.2009.03.003.

Sachis, Paul, Dawna Armstrong, Laurence Becker, et al. „Myelination of the Human Vagus Nerve from 24 Weeks Postconceptional Age to Adolescence.“ *Journal of Neuropathology and Experimental Neurology* 41, no. 4 (7, 1982). doi: 10.1097/00005072-198207000-00009.

Samsel, Anthony, and Stephanie Seneff. „Glyphosate Pathways to Modern Diseases VI: Prions, Amyloidoses and Autoimmune Neurological Diseases.“ *Journal of Biological Physics and Chemistry* 17, no. 1 (2017). doi: 10.4024/25sa16a.jbpc.17.01.

Sandhu, Kiran V., Eoin Sherwin, Harriët Schellekens, et al. „Feeding the Microbiota-Gut-Brain Axis: Diet, Microbiome, and Neuropsychiatry.“ *Translational Research* 179 (2017): 223–44. doi: 10.1016/j.trsl.2016.10.002.

Schweighöfer, Hanna, Christoph Rummel, Joachim Roth, et al. „Modulatory Effects of Vagal Stimulation on Neurophysiological Parameters and the Cellular Immune Response in the Rat Brain during Systemic Inflammation.“ *Intensive Care Medicine Experimental* 4, no. 1 (2016): 19. doi: 10.1186/s40635-016-0091-4.

Schwerdtfeger, Andreas, and Peter Friedrich-Mai. „Social Interaction Moderates the Relationship between Depressive Mood and Heart Rate Variability: Evidence from an Ambulatory Monitoring Study.“ *Health Psychology* 28, no. 4 (2009): 501–09. doi: 10.1037/a0014664.

Seneff, Stephanie, and Anthony Samsel. „Glyphosate, Pathways to Modern Diseases III: Manganese, Neurological Diseases, and Associated Pathologies.“ *Surgical Neurology International* 6, no. 1 (2015): 45. doi: 10.4103/2152-7806.153876.

Shaffer, Fred, and J. P. Ginsberg. „An Overview of Heart Rate Variability Metrics and Norms.“ *Frontiers in Public Health* 28, no. 5 (2017): 258. doi: 10.3389/fpubh.2017.00258.

Sharashova, Ekaterina, Tom Wilsgaard, Ellisiv B. Mathiesen, et al. „Resting Heart Rate Predicts Incident Myocardial Infarction, Atrial Fibrillation, Ischaemic Stroke, and Death in the General Population: The Tromsø Study." *Journal of Epidemiology and Community Health* 70, no. 9 (2016): 902–09. doi: 10.1136/jech-2015-206663.

Sherwin, Eoin, Kieran Rea, Timothy G. Dinan, et al. „A Gut (Microbiome) Feeling about the Brain." *Current Opinion in Gastroenterology* 32, no. 2 (2016): 96–102. doi: 10.1097/mog.0000000000000244.

Spitoni, Grazia Fernanda, Cristina Ottaviani, Anna Maria Petta, et al. „Obesity Is Associated with Lack of Inhibitory Control and Impaired Heart Rate Variability Reactivity and Recovery in Response to Food Stimuli." *International Journal of Psychophysiology* 116 (2017): 77–84. doi: 10.1016/j.ijpsycho.2017.04.001.

Stecher, Bärbel. „The Roles of Inflammation, Nutrient Availability, and the Commensal Microbiota in Enteric Pathogen Infection." *Microbiology Spectrum* 3, no. 3 (2015): 297–320. doi: 10.1128/microbiolspec.mbp-0008-2014.

Tan, Jason Por How, Jessica Elise Beilharz, Uté Vollmer-Conna, et al. „Heart Rate Variability as a Marker of Healthy Ageing." *International Journal of Cardiology* (2019). doi: 10.1016/j.ijcard.2018.08.005.

Thomson Healthcare Staff. *Physicians' Desk Reference*. Montvale, NJ: Physician's Desk Reference, 2008.

Tobaldini, Eleonora, Lino Nobili, Silvia Strada, et al. „Heart Rate Variability in Normal and Pathological Sleep." *Frontiers in Physiology* 4 (2013): 294. doi: 10.3389/fphys.2013.00294.

Tverdal, Aage, Vidar Hjellvik, and Randi Selmer. „Heart Rate and Mortality from Cardiovascular Causes: A 12 Year Follow-up Study of 379,843 Men and Women Aged 40–45 Years." *European Heart Journal* 29, no. 22 (2008): 2772–81. doi: 10.1093/eurheartj/ehn435.

Uhm, Tae Gi, Byung Soo Kim, and Il Yup Chung. „Eosinophil Development, Regulation of Eosinophil-Specific Genes, and Role of Eosinophils in the Pathogenesis of Asthma." *Allergy, Asthma and Immunology Research* 4, no. 2 (2012): 68–79. doi: 10.4168/aair.2012.4.2.68.

„Underlying Causes of Dysautonomia." Dysautonomia International. http://www.dysautonomiainternational.org/page.php?ID=150.

VanElzakker, Michael B. „Chronic Fatigue Syndrome from Vagus Nerve Infection: A Psychoneuroimmunological Hypothesis." *Medical Hypotheses* 81, no. 3 (2013): 414–23. doi: 10.1016/j.mehy.2013.05.034.

Vivier, Eric, David H. Raulet, Alessandro Moretta, et al. „Innate or Adaptive Immunity? The Example of Natural Killer Cells." *Science* 331, no. 6013 (2011): 44–49. doi: 10.1126/science.1198687.

Wekerle, Hartmut. „The Gut–brain Connection: Triggering of Brain Autoimmune Disease by Commensal Gut Bacteria." *Rheumatology* 55, suppl. 2 (2016): ii68–ii75. doi: 10.1093/rheumatology/kew353.

White, James S. *Neuroscience*. 2nd ed. New York: McGraw-Hill Medical, 2008.

Win, Ni Ni, Anna Maria S. Jorgensen, Yu Sui Chen, et al. „Effects of Upper and Lower Cervical Spinal Manipulative Therapy on Blood Pressure and Heart Rate Variability in Volunteers and Patients with Neck Pain: A Randomized Controlled, Cross-Over, Preliminary Study.“ *Journal of Chiropractic Medicine* 14, no. 1 (2015): 1–9. doi: 10.1016/j.jcm.2014.12.005.

Wouters, Mira M., Maria Vicario, and Javier Santos. „The Role of Mast Cells in Functional GI Disorders.“ *Gut* 65, no. 1 (07, 2015): 155–68. doi: 10.1136/gutjnl-2015-309151.

Yamamoto, Takeshi, Toshihisa Kodama, Jaemin Lee, et al. „Anti-Allergic Role of Cholinergic Neuronal Pathway via α7 Nicotinic ACh Receptors on Mucosal Mast Cells in a Murine Food Allergy Model.“ *PLoS ONE* 9, no. 1 (2014): e85888. doi: 10.1371/journal.pone.0085888.

Yang, Cheryl C., Chi-Wan Lai, Hsien Yong Lai, et al. „Relationship between Electroencephalogram Slow-Wave Magnitude and Heart Rate Variability during Sleep in Humans.“ *Neuroscience Letters* 329, no. 2 (2002): 213–16. doi: 10.1016/s0304-3940(02)00661-4.

Yang, Jen-Lin, Gau-Yang Chen, and Cheng-Deng Kuo. „Comparison of Effect of 5 Recumbent Positions on Autonomic Nervous Modulation in Patients with Coronary Artery Disease.“ *Circulation Journal* 72, no. 6 (2008): 902–08. doi: 10.1253/circj.72.902.

Yim, Jongeun. „Therapeutic Benefits of Laughter in Mental Health: A Theoretical Review.“ *The Tohoku Journal of Experimental Medicine* 239, no. 3 (2016): 243–49. doi: 10.1620/tjem.239.243.

Young, Hayley A., and David Benton. „Heart-rate Variability: A Biomarker to Study the Influence of Nutrition on Physiological and Psychological Health?“ *Special issue Behavioural Pharmacology* 29, no. 2 and 3 (2018): 140–51. doi: 10.1097/fbp.0000000000000383.

Yuan, Hsiangkuo, and Stephen D. Silberstein. „Vagus Nerve and Vagus Nerve Stimulation, a Comprehensive Review: Part II.“ *Headache: The Journal of Head and Face Pain* 56, no. 2 (2015): 259–66. doi: 10.1111/head.12650.

Yuen, Alan W., and J. W. Sander. „Can Natural Ways to Stimulate the Vagus Nerve Improve Seizure Control?“ *Epilepsy & Behavior* 67 (2017): 105–10. doi: 10.1016/j.yebeh.2016.10.039.

Zabara, Jacob. „Inhibition of Experimental Seizures in Canines by Repetitive Vagal Stimulation.“ *Epilepsia* 33, no. 6 (1992): 1005–12. doi: 10.1111/j.1528-1157.1992.tb01751.x.

Zdrojewicz, Zygmunt, Ewelina Pachura, and Paulina Pachura. „The Thymus: A Forgotten, But Very Important Organ.“ *Advances in Clinical and Experimental Medicine* 25, no. 2 (2016): 369–75. doi: 10.17219/acem/58802.

Zinöcker, Marit, and Inge Lindseth. „The Western Diet–Microbiome-Host Interaction and Its Role in Metabolic Disease.“ *Nutrients* 10, no. 3 (2018): 365. doi: 10.3390/nu10030365.

Zoli, Michele, Susanna Pucci, Antonietta Vilella, et al. „Neuronal and Extraneuronal Nicotinic Acetylcholine Receptors.“ *Current Neuropharmacology* 16, no. 4 (05, 2018): 338–49. doi: 10.2174/1570159x15666170

STICHWORTVERZEICHNIS

ÜBER DEN AUTOR

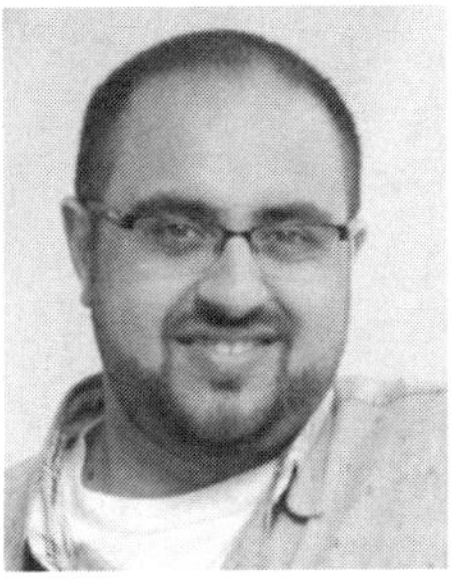

Navaz Habib ist ein führender Experte auf dem Gebiet der funktionellen Medizin. Sein Schwerpunkt ist die Aktivierung des Vagusnervs. Aufgrund seiner eigenen gesundheitlichen Herausforderungen hat er sich der Behandlung der Grundursachen von Entzündungsherden, Autoimmunerkrankungen und Stoffwechselstörungen verschrieben. Als ausgebildeter Therapeut für Chiropraktik und zertifiziert in funktioneller Medizin, hat Navaz Habib seine eigenen Gesundheitsprobleme mithilfe vieler der in diesem Buch vorgestellten Strategien überwunden. Er berät Patienten in Einzelsitzungen am *The Living Proof Institute* und im Internet durch verschiedene Kurse und Programme. Navaz Habib lebt mit seiner Frau Noureen und seiner Tochter Miraal im kanadischen Toronto.

Sie erreichen den Autor (in englischer Sprache) auf einem dieser Kanäle:

Internet: *www.drhabib.ca* und *www.becomeproof.com*
Facebook: *Dr. Navaz Habib*
Instagram: *@DrNavazHabib*
Twitter: *@DrNavazHabib*